断病如断案

中医如何看病

王大伟 ◎ 著

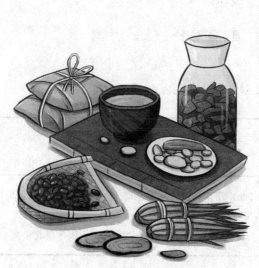

化学工业出版社

·北京·

内 容 简 介

本书为中医医案汇编图书，是中医专家根据多年临床诊疗经验，结合大量中医文献编写而成。全书介绍临床中医常见案例的诊疗过程，将大量的临床经验和临床思考融会贯通，医案描述准确，诊疗过程详尽生动，可供中医临床医师或中医爱好者学习参考。

图书在版编目（CIP）数据

断病如断案：中医如何看病 / 王大伟著 . —北京：
化学工业出版社，2022.10（2024.5 重印）
ISBN 978-7-122-42214-9

Ⅰ．①断⋯　Ⅱ．①王⋯　Ⅲ．①医案 – 汇编 – 中国
Ⅳ．① R249.1

中国版本图书馆 CIP 数据核字（2022）第 171233 号

责任编辑：李　倩　邵轶然　　　　装帧设计：王　婧
责任校对：赵懿桐

出版发行：化学工业出版社（北京市东城区青年湖南街 13 号　邮政编码 100011）
印　　装：德富泰（唐山）印务有限公司
710mm×1000mm　1/16　印张 16½　字数 155 千字　2024 年 5 月北京第 1 版第 2 次印刷

购书咨询：010-64518888　　　　　售后服务：010-64518899
网　　址：http://www.cip.com.cn

定　　价：48.00 元　　　　　　　　　　　版权所有 违者必究

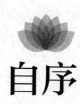

自序

亲爱的读者朋友：

　　您好！感谢您能在浩如烟海的中医著作中选择并翻开此书。不过，此番写书的由来，却为无奈之举。

　　笔者是个内向的人，并不追求成名。笔者所崇尚的是神交古人的酣畅，是解决疾患的欣喜，是知行合一的安定。如果在"名医"与"明医"之间做选择的话，笔者一定选择后者。

　　然而，世界总是与你想的不同。笔者无比热爱的中医，在中国这个"原产地"，竟然有很多人不甚了解。中医药专业广博的特点，与患者对中医药专业认识的不足，形成了巨大的鸿沟。如何更好地让中医为人所熟知呢？

　　笔者偶尔在微信朋友圈发一些自己的病例，希望能为患者治疗疾病增加一种可能。后来经一些朋友的鼓励，笔者做了一个公众号，把自己的一些医案尽量以可读的形式展现，如同断案一般进行剖析，而它们最终成了书中的一桩桩"经典悬案"。为了诠释"断病如断案"的理念，笔者主要做了如下努力：

首先，尝试新的话语体系。很多人认为中医太深奥且抽象，相对较难理解。本书力图将中医病机以通俗之语言展现，以起到便于理解的效果。

其次，让患者明白医生在想什么：医生如何抽丝剥茧地分析疾病的线索，再条分缕析地开出方子。本书以医案的形式，为读者呈现了二十余种中医常见病的诊治过程，如同断案。

再次，模型化地分析病因、病理过程。对于一些临床疑难病，因其病机复杂，笔者尽量进行"拆解"：如对于外感疾病，笔者以"战争"模型来模拟正气和邪气之间的斗争；而对于妇科常见的月经疾病，笔者以"河流"模型来模拟经血生成时的各种变化。笔者刻意将这些相似疾病的病案隔开放置，并在中间穿插其他疾病的病案，让各位读者尝试使用不同模型分析同一疾病，或使用同一模型分析不同疾病，以此体会中医"同病异治""异病同治"的奥妙所在。

愿这本书不仅是语言灵活生动的中医医案集，更是一座架在医患之间的桥梁。愿医患互信，世间无病。

王大伟

于北京长春堂

2022 年 2 月 23 日

目录

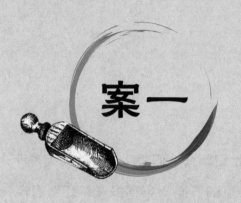

案一

痛经中医辨非难，
河流模型拿来看

若问起21世纪新女性们心头最大的困扰是什么，答案可能会因受访对象的不同而丰富多彩：红颜易老、青春不再、衣柜里的衣服永远少一件等。除此之外很多女性还有一个极大的困扰——痛经。几乎所有女性都遭受过痛经的折磨，这并不是夸大其词，正相反，这是医学界的共识。

如果你去采访不同女性对于痛经的感受，迎接你的描述性语句可能因人而异，但其中心思想会巧妙地重叠在一起——令人厌恶的痛苦。

幸运的是，中医治疗痛经的历史几乎和"痛经"这个病名的历史一般漫长。温阳法、化瘀法……无数针对痛经的中医治法，随着那些如星光般璀璨的中医妇科名家的诞生而逐渐被提出或总结，最终被记录在一本本中医典籍中，流传后世。

不必因中医专业名词之烦琐而退缩，亦无须因文言文之晦涩而惧怕。

中医治疗痛经的那些道儿，就在大江大河里流淌着呢。

让我们回到2018年的盛夏，那是我第一次见到杨洁（化名）女士。

我的门诊有一部分患者是慕名而来的，想要体验中医特别是脉诊之神奇。他们会特意要求我通过按脉诊病，而杨洁女士就是其中之一。刚一落座，她就滔滔不绝地向我倒起了苦水。杨洁女士自述从初潮时起就罹患痛经，期间也曾各处拜访中西名医寻求诊治，但疗效不尽人意，可谓是"半生"都在和痛经作斗争。疼痛发作剧烈的时候，她也会听从网上的建议，用热水袋或热毛巾热敷一下小腹——疼痛确实会减轻一些，但也不是完全有用，而且很多时候，痛经发作，经血里就会出现很多血块。痛经最严重的时候，不要说正常工作了，就连中午订的外卖，她都因痛无法下床，而等到晚上全身裹着被子才能拿到。

听完杨洁女士的描述，我对其疾病的性质已经有了一个大体的判断。为了印证我的想法，我先看了一眼杨洁女士的舌象。杨洁女士的舌体胖大，舌边的齿痕非常醒目，舌苔如同一层新刷的白漆。我又把了把杨洁女士的脉象，只觉指下仿佛有一条绷直的绳索，随着血流的冲击而上下搏动着。至此，我对杨洁女士所患痛经的疾病性质和治疗方法已经有了充分的认识和把握。

～～～～～～～～～～～～～～～～～～～～～～～～～～～～～～

我在上文说道："中医治疗痛经的那些道儿，就在大江大河里流淌着呢。"如何用"河流"模型去分析杨洁女士的病情呢？且听分析。

在中医的理论中，人身体的气血是通过经络在全身上下流通的。气血如同流水，经络如同河道，气血在经络中穿梭，沟通了人体的五脏六腑、五官九窍、四肢百骸和皮肉筋骨等，用八个字概括，就叫"沟通内外，网络全身"。全身的气血被脾胃生产出来后，就如同河道中的流水一般，奔向身体的各个角落去进行新陈代谢。

月经也是如此。在中医理论中，月经是脏腑、天癸、气血、经络协调作用于胞宫（即子宫）的生理现象。通俗地讲，就是在脏腑这些"生命工厂"的复杂调控体系命令下，气血通过经络传到胞宫进行积累，每过一月，积累有余时即下血而成为月经。由于我们主要讨论痛经，因此不对月经的生理进行过多阐述，故采用这种简化说法。

那么痛经是怎么产生的呢？痛经痛经，首先要"痛"。为什么人体会产生痛觉呢？古人开凿运河的目的是什么？是为了浇灌田地。

正如水流通过河道滋润干涸的大地，血液也通过经络的传导，滋润着我们身体的每一处组织。要是离开了血液的濡养和滋润，我们身体的某处就会像大地干裂一样产生疼痛。

大地为何会接受不到水流的滋润而干旱呢？原因有很多，但最常见的有两个：不是河流中水少了，就是河流被堵塞了。这就是古人所说的"不荣则痛"和"不通则痛"，即气血本身的减少而导致的疼痛以及因有形的邪气阻滞血脉使气血不通畅而导致的疼痛。

引起河流中水量减少或河道堵塞的原因亦很多，但是最常见的只有一种，那就是寒冷。大家可以想象，冬天寒风凛冽，河道里的水都因气温降低而结成了冰（即寒凝血瘀），此刻又何来的流水呢？上游就算有水，又如何通过呢？

许多年轻的女性，有的是先天体质偏寒，有的是摄入寒凉的食物过多，也有的是吹冷空调过度，总之是没有做好保暖，致使寒邪入侵体内。中医学中有个专有名词来描述这一过程，叫作"开门揖盗"，仿佛是这些女性自己打开家中大门，邀请小偷进来一般。从此，你的胞宫这块"土地"以及负责浇灌这块土地的冲脉、任脉、带脉、督脉等"河流"，永远处在冬季。河流被冰封而难以让温暖的水流通过，导致胞宫处于干涸状态，一来月经就疼痛，下的也都是血块，只有用热水袋温暖此处，将河道里的冰块融化一些才能缓解。

看到这里，大家都明白杨洁女士的痛经是如何引起了的吧？其实就是寒邪作祟。既然是因为寒冷导致土地冰封，那只要用温热药物将此处的气候扭转过来不就好了？

首先，我们要用大量的温药，让胞宫这片大地从寒风凛冽的冬季迈入欣欣向荣的春季。然而，中药当中的温药足有千百种，难道每种药都要用吗？当然不是。中医使用药物，一讲究"精确制导"，二讲究"精兵简政"。什么是"精确制导"呢？指用药要瞄准病位，直捣黄龙，不能搞"地毯式轰炸"。什么是"精兵简政"呢？指用药数量要少，同时让每一味药都尽可能照顾兼证、他症。"精确制导"要求我们，使用温热药物时要瞄准杨洁女士的病位——胞宫。虽然古人没有告诉我们什么药物主治胞宫，但是我们知道，肝脉是循绕生殖器官的。因此我们只要找入肝经的温热药物就好了，这些药物包括吴茱萸、小茴香、川椒等。"精兵简政"要求我们，使用温热药物时尽可能照顾杨洁女士的兼证和他症，如瘀血、疼痛等。什么温热药物可专入血分，起到活血的效果，还能用来止痛？那就是桂枝了。因此，吴茱萸和桂枝是本方中所采用的两味药物。

在让天气变暖的同时，我们也要努力去开凿冰面，打通河道，让上游的水能够提前流入胞宫这块大地。这就要求我们加入活血化瘀的药物。当归，活血又补血，是女性患者最常用的药物之一。活血的同时，我们也要给水流以助力，也就是"行气以活血"。川芎，被誉为"血中之气药"，可以增强其他活血药的疗效，并起到行气止痛的作用。女子以肝血为本，过用温热药物，可能会让胞宫的气候迈入夏季，反而导致河流里的水分被蒸发。此时我们可以选择牡丹皮——作为一种微寒又能活血的药物，将其加入是非常适合的。

除了打通河道以外，我们还要往方子中加一些补药，为的是让上游能够多"产生"一些水流。党参、炙甘草，可以健脾益气，让脾脏这台"人体发动机"高效运转，生产更多能量，即气足便可生血。芍药、麦冬养血敛阴，帮助新血产生，使河道中的流水恢复通畅；此外，杨洁女士的舌体胖大，边有齿痕，这是脾虚湿盛的征象，应适当用一些法半夏、生姜，祛除脾脏内的湿邪；最后再针对最困扰杨洁女士的疼痛问题，应用一些对症的药物，如小茴香、元胡索，散寒理气止痛。至此，这个方子就定下来了。

温经汤的思路便是如此。方中，吴茱萸、桂枝温暖下焦，温通"河道"；当归、川芎、丹皮等活血祛瘀生新，打通"河道"；芍药、麦冬等养血敛阴，让"河道"中的"流水"恢复通畅。诸药合用，共奏温经散寒、养血祛瘀之功，让胞宫这块大地重新焕发勃勃生机，杨女士的痛经问题应该会大大缓解。

7天后，杨洁女士复诊。她一进门就告诉我，喝药6天后就来月经了，而且经血中的血块明显减少。当然，月经时仍会有痛经，但相比以前已经减轻百分之七八十。

此时我能做的，就是安抚杨洁女士的情绪。症状缓解，这是药效对症的体现，患者应当高兴才是。而且月经病以 1 个月为治疗周期，基本上需要调理 2～3 个周期才能痊愈。何况杨洁女士病程极长，应该对疾病保持乐观的心态，持续服药一段时间。

我认为原来的方子对于杨洁女士是既对证，又适合其体质，因此我继续以原方治疗此病，并让杨洁女士定期向我汇报病情的缓解情况。到了 9 月底第 5 次复诊，杨洁女士口述月经时已不痛经，经血中的血块也已消失，怕冷症状也消失了。从此，杨洁女士再也没有出现在我的诊所中。

~~~~~~

就在 2021 年 11 月，我又遇到了一位痛经女性。女孩自初潮痛经直至现在，每次痛经发作，都要服止痛药以缓解症状，严重影响了学业。坚持服药 2 个月后，她的月经完全恢复正常，一点都不痛了。女孩出国后，委托母亲送来了鲜花和锦旗。

中医治疗月经相关疾病有着上千年的历史，借这个医案，我也希望能为各位饱受痛经之苦的女性提供多一种治疗选择。

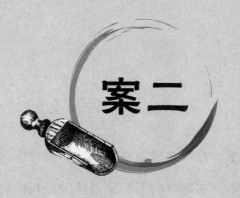

案二

孩子汗多莫着急,
小偷深伏先除祛

在我的诊所里，有许多患者是被西医"推荐"过来的，其中又以儿童为多。在这类常见而又奇怪的儿科病种中，尤其有一种叫作"汗证"的病，最令家长们感到心烦。汗证汗证，顾名思义就是以多汗为主要表现的病证。大家试想，如果你是家长，天天看到孩子白天动不动就出汗，晚上睡觉时也出汗，心中定是忐忑不安的。这时候，如果孩子再表现出比如咳嗽、夜啼这样常见的症状，家长就不得不寻求西医的帮助。然而，抽血化验都做了，常用的药物也都用了，就是屡治屡不效，真是让家长们心急如焚。

各位家长，不用着急。儿科向来是中医的优势病种，对于"汗证"，中医有的是好办法。

首先，要考虑把孩子体内的"小偷"请出去哦。

　　袁园（化名）是牵着妈妈的手走进诊室的，从进门起就在不断地咳嗽。一经落座，袁园的妈妈就急切地为我介绍孩子的病情。袁园已经断断续续咳嗽了近2年时间，期间，袁园的父母也带她去各大西医医院看过了，西医的诊断也是各不相同：有说是单纯咳嗽的，有说是过敏性哮喘的。西医也曾经用过各种抗生素、激素，都没有什么效果。

　　而且袁园的咳嗽有个特点：每次都是由嗓子疼引发，接着开始反复咳嗽、咳痰，经久不愈。除此之外，袁园还有一个特别严重的症状，就是出汗。在刚起病的时候，出汗经常和咳嗽并见，结果出汗的症状越来越严重。到现在，袁园不仅是过敏、咳嗽时会出汗，白天去草地上玩的时候会出汗，而且晚上睡觉的时候也会出汗。

　　听完袁园妈妈的介绍以后，我对袁园的病情有了一个大致的判断，但仍有许多疑虑萦绕心头不去：袁园的病是不是单纯的咳嗽呢？如果只是单纯的咳嗽，为什么这个症状经久不愈，又还有一个"如影随形"的出汗症状呢？袁园的出汗与咳嗽间又有什么关系呢？最后，其实这些症状很多儿童都有，它们和儿童的生理又有什么联系呢？

　　为了对我心中的这些疑问进行最后的验证，我看了一眼袁园的舌象。袁园的舌体偏瘦，全舌色淡红，但是舌尖红色较深，舌苔的颜色也是薄黄的。我又把了袁园的脉象，手指刚一放上去，就能感觉到明显的动脉搏动，仿佛手底下有一绳索，紧贴着皮肤上下跳动。至此，我对袁园所患疾病的性质和治疗有了完整的认识和较大的把握。

～～～～～～～～～～～～～～～～～～～～～～～～～～～

　　许多儿童的疾病，都可以用"盗贼入室"这样一个模型来解释。首先，我来为各位家长解答他们心中最为疑惑的问题：为什么儿童容易染病？咳嗽、出汗这些症状和儿童的生理有什么关系呢？

　　人的身体好似一间大房子，而汗液流出的通道，即毛孔（古人称"腠理"），就好比这间房子上的门和窗户。当我们的身体非常健康时，人的神志就能自如地指挥这间大房子上的无数门窗。房子里变热了，就把门窗打开，让汗液流出以散发热量；房子里变冷了，就把门窗紧闭，不让热量丢失。成年人的身心已经发育得非常完善了，神志会正确地指挥门窗正常开关，该打开时迅速打开，该关闭时牢牢关紧。而像袁园这样的孩子，在这段时间内身体发育的确非常迅速，却也暴露了其"脏腑娇嫩、形气未充"的"弱点"。古人早早地懂得了这个道理，"儿科鼻祖"钱乙的儿科学专著《小儿药证直诀》中就提到："（小儿）五脏六腑，成而未全……全而未壮。"袁园的身体还未完全发育，导致机体防御外邪的能力较差，就好像这间房子的门窗总是关不严实，稍有一阵风就能把它吹开。古人口中的"卫外不固"，指的就是以袁园为代表的一些孩子，由于年幼而抵御外邪能力较差的情形之一。

第二个问题，为什么袁园咳嗽、出汗的症状总是经久不愈呢？袁园咳嗽和外感的症状间，又有什么关系呢？

请大家试想，袁园身体的门窗总是关不紧，某天突然有个小偷从敞开的大门溜进了房子里。这个小偷就是 2 年前袁园第一次感染的病邪——可能是夏天吹空调冻着了，也可能是感受了初秋第一次降温的寒气。总之，这个小偷一开始是有"寒冷"属性的，而且在身体的自我抵御和西药的帮助下，很快就被制服了。但是"小偷"没有气馁，它偷偷地潜伏在了袁园的体内。对于这种偷偷潜伏于体内的小偷邪气，古人为它取了个名字，叫作"伏邪"。《素问·生气通天论》中讲"冬伤于寒，春必病温"，即冬天感染了寒气，但是没有发作，春天突然发作，却变成了热病。这就是伏邪。

"伏邪"这个小偷，有两种方式在袁园的身体里搞破坏。一种是它自己在暗中作祟，即"伏邪自发"。许多孩子反复咳嗽、感冒、发热，往往没有接触过敏原，也没有受寒，就是突然自己发病了，而且一上来就是高热、肺炎等，病情严重，进展迅速，往往需要西医直接上抗生素和激素来控制，这就是伏邪发病的一种表现。这种发作多和孩子的劳累、情绪、饮食有关。

另一种是伏邪和外界的其他外邪所呼应，一起出动搞破坏，即

"新感引动伏邪"。伏邪这个小偷在袁园体内安营扎寨，等其体质虚弱，再一次接触到过敏原（如在草地上玩耍）或者感染外来邪气之时，就与外邪互相呼应，大开城门。在"外邪引动伏邪"这样的情况下，孩子往往表现出较为复杂的病证，有的甚至表现出两种相反的症状，如一方面因伏邪内发而高热，另一方面因感受外来寒邪而怕冷，病情危急。而只要伏邪这个小偷不被驱赶出去，袁园的疾病就会反复发作，每次身体和小偷"战斗"就会发热，发热就会出汗。

这下大家应该明白，其实袁园之所以咳嗽、出汗经久不愈，又有两个症状常"相伴而行"，就是因为体内有"伏邪"。那么，伏邪的特点是什么？儿童疾病出现哪些特征时，很有可能是体内有伏邪呢？

首先，发病呈规律性发作。要么总是在同一个季节发生，要么总是由同一因素（比如在草地上玩耍等）引发。特别是季节这个因素，每年的立秋那天，鼻炎患者甚至能占到一年间来我处问诊鼻炎患者总数的一半。

第二，发病的过程相似。比如袁园的病总是先由嗓子疼开始，再转为咳嗽、咳痰。

第三，体内热象明显。中医中有一句话叫作"痞坚之处，必有伏阳"。什么意思呢？如果人体中有什么地方被堵塞不通了，其内部往往有热邪聚集。伏邪在人体内部潜伏了那么久，一定会在患儿身体内部表现出热象，而这是伏邪一个很明显的特征。袁园的脉象是浮紧的，所谓"浮主外邪，紧主寒邪"，说明她咳嗽的原因是外感寒邪。但是袁园的舌象却是舌尖红，苔薄黄，说明体内有热。再联系到上文所说"新感引动伏邪时往往表现出相反的症状"，遇到这类矛盾之处，常常就提示患儿体内有"小偷"作祟。

第四，病情严重，进展迅速。袁园的咳嗽总是容易加重，引发高热、肺炎，甚至需要激素治疗。

袁园的病情远比表面上看到的要复杂。如果不把伏邪这个"小偷"从房间里请出去，袁园的疾病就难以治愈，各种症状仍会反复发作。然而，就如同王阳明所说，"破山中贼易，破心中贼难"，山中的贼就如同外来的邪气，只要将其祛除就行；而伏邪这个"小偷"就像"心中的贼"，既难以防备，又难以祛除。

外感寒邪引起的咳嗽是容易祛除的，我们可使用《金匮要略》中的名方——小青龙加石膏汤。其中，生麻黄和桂枝辛温解表，可以发散体表的寒邪；芍药与桂枝配伍调节营卫、腠理，减少出汗；干姜、细辛、半夏温化肺中寒饮；五味子收敛肺气，减少咳嗽；石膏清宣郁热。怎么祛除伏邪呢？古人常用蝉蜕、僵蚕两药，这两味药取自名方"升降散"，药性辛凉，可治伏藏所主的热邪。它们又具有极强的升提之性，可以拔出深埋于体内的伏邪。此外，这两味药还具有抗过敏的功效。因此在此次袁园发病时，我使用了这两味药。

要注意的是，袁园患有的这类伏邪疾病，发作时恰好也是治愈的最佳时机。因此，希望各位家长如果遇到孩子有类似的症状发作时带孩子找中医治疗，往往可以取得速效。

~~~~~~

7日后，袁园妈妈带着袁园来复查，口述咳嗽减轻明显，下眼睑的青色已经褪去，面色也红润了许多。而且让袁园妈妈特别惊奇的是，袁园出汗的毛病也减轻了一半。这让她觉得中药非常神奇。

我继续以原方治疗袁园的疾病。袁园一共复诊了2次，每次复诊症状都有所减轻，2次复诊后就再也没有来过。

~~~~~~

通过帮助袁园的身体打败伏邪这个"小偷"，把它从房间里赶出去，让身体能重新控制门窗的关闭，袁园咳嗽、出汗的问题自然就得到了解决。这就是中医所说的"治病求本"。

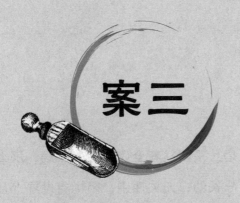

案三

睡眠障碍惹人厌，
无非加热与冷却

如果说痛经是几乎困扰着全体女性的疾病，那么是否有一种疾病，它不分长幼，无关性别，困扰着世界上几乎所有人呢？这个问题的答案就是：失眠。

如果让大家回想自己什么时候最容易失眠，绝大部分人可能会回忆起一个个心烦、焦虑、抑郁的夜晚。这正说明，失眠的病发具有某种共因，失眠的患者也多具有某种共性。这些特点也被古代的中医人敏锐地捕捉到了。

古籍文献记载，早在春秋战国时期，人们就开始用草药方治疗失眠疾患。其中的代表名方正是现存最早的治失眠方"半夏秫米汤"，它被记录于《黄帝内经》中流传后世。两千多年来，伟大的中医名家们不断总结经验，总结并创立了一个又一个失眠的证型和治法。

今天，我就用一个特殊的模型，将古人治疗失眠的智慧一一道明。各位读者，看完此文，你就知道失眠到底是怎么回事了。

2019 年 9 月，49 岁的张玲（化名）女士第一次来到我的门诊就诊。

张玲女士的脸色明显不太好，两个硕大的黑眼圈立刻吸引了我的注意力。据张玲女士自述，她已经遭失眠疾患困扰近一年，每天是晚上想睡睡不着，早上又醒得早，生活过得痛苦异常。除了失眠以外，她还有头晕、视物不清、心慌、自觉午后发热、小便热痛、大便泄泻等问题。我特地问了张玲女士的月经情况，她回复我说，她虽然还有月经，但是经量很少，且经期总是提前，这也让她心烦不已。

我轻声安慰了张玲女士，表示这些都是中医的优势病种，让她不用担心。然后我分别看了张玲女士的舌象，并把了她的脉象。张玲女士的舌色淡红，但是舌尖上有许多红点，舌两边也有齿痕。而当我把脉时，觉得张玲女士的脉在长度、脉位、粗细以及搏动力度上均较常人稍弱。长度上不及常人之脉为短脉，脉位深为沉脉，粗细上不及常人之脉为细脉，搏动力度上不及常人之脉为虚脉，若脉形兼顾沉、细、虚，中医将之概括为弱脉。因此，张玲女士的脉象是脉短弱。

如何分析张玲女士的疾病呢？张玲女士的疾病属失眠，或称"不寐"，因此我们首先来看看古人是怎么分析失眠的。

在中医的理论中，这个世界由一团气组成。气，就如同太极一般，可以根据其特性分为对立的两面，一面是阴，一面是阳。有的读者可能会问："这里的阳和阴到底指什么呢？"这个问题其实很难回答。因为依照中医的概念，阴阳通常不指代某一确定的东西，而是许多具有统一特征的物体在概念上的总结。通常，阳趋向于无形的、运动的物体；而阴趋向于有形的、静止的物体。放在正常人体上来说，阳可以指气这样无形的、运动不息的物质，而阴则指血、津液、精这样有形的、相对静止的物质。

阴阳和失眠又有什么关系呢？古人通过观察自然，总结了动植物"睡眠"的规律。古人发现，气温越低，动植物就越趋向于安静，许多动物甚至一到冬天就开始冬眠；而气温越高，动植物就越趋向于活动，大部分植物在夏天会拼命地生长。那是不是说，越是阳热的事物，就越会让人趋向于"失眠"，而越是阴寒的事物，就越会让人趋向于"沉睡"？

确实是这样的。因此，我们可以把人体看成一个锅炉。在白天的时候，我们需要加大火力，让生命之火（肾阳）不断加热锅炉中的水液（阴精），产生蒸汽（阳气）在体内循环流动，来推动我们机体的运转。中医专门用了一个词语来概括这个过程，叫作"阴阳同根，一气周流"。但是到了晚上，机体不再需要大量能量，就需要减少火力，让浮越在外的蒸汽回归于水液中，这样人就能安然入眠。也就是说，"阳不入阴"就是导致失眠的根本原因。

总结起来说，不论是外界的因素，还是人体自身的原因，凡是能产生阳热作用，在晚上仍不断加热"锅炉"，使"锅炉"不停运作，持续产生蒸汽的事物，就会让人失眠；而凡是能产生阴寒作用，在晚上能不断冷却"锅炉"，使"锅炉"趋于停止，让外在的蒸汽回归水液中的事物，就会让人沉睡。

请仔细想一想，从古至今，人如果要睡觉，是不是一定要让环境尽可能安静？如果有人半夜三更吵闹，便会把我们从睡眠中叫醒。上述"噪声"调动了我们身体中的阳，让身体这个"锅炉"运作起来，阳气便无法回纳于阴液中，从而造成失眠。因此，人越是处于阳气浮越的状态，就越不想睡觉；人越是处于阳气回纳的状态，就越想睡觉。

阳不入阴，这就是中医理解失眠的公理。

有的读者会说："失眠是不是就是阳热过盛啊？"确实，人体阳热过盛就会造成失眠，但这只是失眠的原因之一。失眠的病机一共有三种。第一种就是前面介绍的，"加热"的因素过多，导致阳气不能回纳；第二种就是冷却的不及，也就是说，即使加热是正常进行的，但是由于冷却的力度不够，加热便被迫相对显得过盛，从而导致"锅炉"持续运作；第三种就是混合版，既有加热太过，也有冷却不足。

　　失眠的不同原因，和患者的年龄息息相关，也直接决定了治法。对于年轻的患者，失眠的第一种病机，即加热太过这种情况比较多，此时应以清热泻火为主要治法；而对于老年患者，因年龄较大而肝肾阴精耗损过多，第二种病机（即冷却不足）较多，此时应以滋肝肾之阴为主要治法；但是也有年轻患者耗伤身体过多，或老年患者脾气过大，此时的病机就是第三种，即既有加热太过，也有冷却不足，治疗时要双管齐下。

　　也许有读者会问："该如何判断我到底属于哪一种呢？"一般来说，偏于加热太过的患者，虽然失眠，但平时却感觉不到疲劳，而且容易生气；而以冷却不足为主的，一旦失眠就非常疲劳，情绪不容易激动。

　　现在大家明白，人体是否失眠，就取决于人体这个"锅炉"是受阳热（加热）的影响更多，还是受阴寒（冷却）的影响更多。我们再来看看，张玲女士的失眠疾患到底属于哪种原因。

　　首先，张玲女士的主诉是入睡困难和易醒。也就是说，影响"锅炉"的因素以"加热"为主。那么，张玲女士体内的火是属于第一种原因（即加热太过），还是第二种原因（即冷却不足导致的加热相对太过）？结合脉象（脉短弱），不管是脉短还是脉弱皆为虚像，此外，午后潮热也可以提示患者阴虚。也就是说，张玲女士的病因主要还是第二种原因，即冷却不足导致的加热相对太过，使得"锅炉"持续运转。

确定了病性，接下来就是确定病位。张玲女士的病位好像非常复杂，有心脏的（心悸），有消化系统的（泄泻），有泌尿系统的（尿热尿痛），有头部的（眩晕、视物不清），让人找不到头绪。但是张玲女士的年龄似乎可以给我们一点提示，《素问·阴阳应象大论》说："年四十而阴气自半也。"什么意思呢？普通人，特别是女性，若是过了四十岁，就提示我们此人很可能阴气亏虚。和人的年龄息息相关的两个脏腑，一个是肝，一个是肾。肝主筋，肾主骨，肝肾亏虚则筋骨不再强劲，因此很多人一过四十岁，全身的筋脉、骨骼都开始加速老化，出现各种腰膝酸软、腿脚不利的症状，而反映到张玲女士身上，肾主骨生髓，脑为髓海，肾虚精亏，脑髓失养，则头晕目眩；肝开窍于目，肝阴虚则眼目干涩，视物不清。五行中，心属火，肾属水，心肾之间通过经脉互相联系，心火需要肾水的滋养才能正常下降以温养全身，肾水需要心火的温煦才能有动力上升去滋养全身。这就是《易经》所说的"心肾相交，水火既济"。张玲女士受年龄影响肾阴亏虚，不能上济心火，导致心火亢盛。心与小肠互为表里，《医学入门》提到："小肠上接胃口，受盛其糟粕传化，下达膀胱，泌别其清浊宣通。"因此，心经有热可以移到小肠，导致小便短赤等证候。而泄泻的原因也和前面的病机有所联系，一方面肝阴虚导致虚火上亢，肝木横逆犯脾土，造成脾虚；另一方面由于患者因失眠等问题情志不遂，思虑伤脾，多方面因素导致了泄泻。

根据上文，我们可以推导出张玲女士的病机：肝肾阴虚，肾阴虚而心火旺，导致虚火浮越于上。既然张玲女士的全身症状主要由阴虚火旺导致，那么主要的治疗方案就是通过滋阴来降火。

"精确制导"和"精兵简政"的用药原则要求我们，选择方子的主药既要针对心、肾这两个根本病位，也要能兼顾心悸等兼证。我们选用百合、地黄作为方子的主药。百合主心，地黄主肾，二药同用，能滋肾水、清心火。此外，我们加入浮小麦养心阴、益心气、安心神，甘草、大枣补益心气、和中缓急，可以兼顾患者的泄泻症状。三药同用，为名方"甘麦大枣汤"，专治困扰张玲女士这样的更年期患者的心神不宁、烦躁失眠之症。除此以外，再以酸枣仁养血安魂，以知母、五味子养阴敛阴，以茯神、远志、龙骨、牡蛎安神定志，以合欢皮、郁金解郁安神。全方共奏养阴清热、宁心安神之功。

～～～～～～～～～～～～～～～～～～～～～～～～～～～

3周后，张玲女士复诊，口述已能安然入睡，睡眠深度可，潮热汗出已减轻，小便灼热感也减轻许多。但平时大便多不成形，一天4～5次。由此可见，张玲女士由于阴虚（冷却不足）导致的失眠等主病已基本解决。但为了清热养阴，我们用了太多滋阴的药物，可能影响患者脾胃的阳气，而且养阴的药物多具有润肠之效，导致张玲女士泄泻的症状加重了。因此，下个阶段的治疗转为以固护脾胃、益气止泻为主，同时配合清心安神之法巩固失眠疗效。方用参苓白术散、桂枝甘草汤治疗，在这里不多展开。

除了药物治疗以外，平时在生活中，还有许多治疗失眠的小妙招。通过"锅炉"模型我们知道，睡眠的根本道理是使阳气回纳于阴液中，因此，我们可以在睡觉前主动使"锅炉"内的蒸汽回收。第一个方法是泡脚，比如在睡前用热水泡脚，通过刺激脚底的涌泉穴使浮阳回纳，若在方中加入艾叶、肉桂等药物，则疗效更佳。虽然艾叶、肉桂是热药，但它们有一种特殊的功效，可以把体内的阳气引入肾中，也起到了"阳入于阴"的效果。

第二个方法是静坐。静坐可以说是"零成本的失眠自治疗法"，因为除了时间成本（每天 15 ～ 30 分钟）以外，它不再需要任何花费。在此简要为大家介绍一下静坐治疗失眠的具体方法。

1. 静坐前的准备

（1）最好吃完晚饭以后不要再摄入咖啡、浓茶这类增加兴奋感的饮料或者其他食物。

（2）提前关闭娱乐设备，如手机、电视等。

（3）准备静室一间，关门关窗，不要受他人打扰。

（4）可以准备椅子、软垫，也可以直接在卧室床上进行。

2. 姿势

由于很多读者可能是初次尝试静坐法，因此对于姿势不作太多要求。可以是坐式，也可以直接躺在床上，仰面平躺即可，因为平躺还有一个好处，就是能让很多人直接入睡。坐式可以盘腿，也可以不盘腿。

采取坐式的读者，上身正直不要弓背，想象有一条线从天空连到你头顶的百会穴上。两眼平视向前，眼睑轻轻闭合。舌抵上腭，使任督二脉相交。前胸稍微前倾，在呼吸时更好地使横膈膜放松。心胸下降，使人重心安定。臀部宜稍微向外，保持脊柱的生理弯曲。两手可以自然垂放在膝盖上，也可以两手交握或相叠，放在腹上或腿上。

3. 呼吸

对呼吸的训练是修炼的基本法门，也是诸多不传之秘之所在。但由于我们是初学者，而且只是为了治疗失眠症状，因此要求可以放低一点。最基本的要求是：采用腹式呼吸，即胸部完全放松，用腹部进行呼吸，呼吸要尽量深而慢。对于初学者来说，这步可能短时间内难以做到，但是不用着急，因为久而久之，许多人会慢慢感受到呼吸在静坐时的妙用。比如随着一呼一吸，身体的经络和穴位都会产生奇特的感觉。尝试一段时间之后，人就会自动学会腹式呼吸，甚至在生活中不自觉地采用腹式呼吸法。

4.观想

观想，或者说"调神""调心"，是静坐法中的最关键的步骤。接下来，我会一步一步给大家拆分。

（1）在双眼闭合、调整呼吸后，想象"百会上领"，即想象有一根绳子从天上下来，系着头顶百会穴向上提。

（2）百会穴有痒、麻之类的感觉后，配合呼吸，想象整个头皮从百会穴开始向外放松。较为简便的做法是：吸气时，将意识定位至头皮；缓慢呼气时，默念"松"字，想象整个头皮松弛下来。可重复2～3次。

（3）等到头皮放松以后，可以用同样的方法放松面部→头部两侧→后枕部。

（4）等到整个头放松以后，依次放松颈部前后→肩部→胸部→腹部→两腿→两足→背部→双上肢。可以想象皮肤放松，想象肌肉放松，想象骨骼放松，将意念专注于相应的身体部位，不要使其紧绷，而是逐渐放松。

（5）许多初学者不能一次把整个身体放松下来，无需担心，放松到哪里就是哪里。如果发现放松到一个部位后就无法放松了，不用着急，可以暂时停下，转而观想呼吸或放松大脑。

（6）观想呼吸。将思维专注于一呼一吸上，尽量将呼吸变得慢、深、长。也可以想象身体随着呼气而胀大，随着吸气而缩小。

5.收式

许多初学者在调整呼吸、放松完头颈部时，可能已经过了十分钟，这时应该已经能感受到身体肌肉的放松和节奏的放缓，白天的许多情绪也都消散了。许多在床上躺着练的读者，可能已经睡着了，而坐着练的读者可以根据个人感受停止静坐，准备躺下入睡。

静坐法之所以对失眠有很好的疗效，是因为其用到了"锅炉"理论。在专注于腹式呼吸时，身体中的阳气就会逐渐安定下来。当你不断地将呼吸变得慢、深、长时，阳气就逐渐开始潜藏于阴液中，睡眠也就到来了。当然，静坐法治疗失眠还有许多神奇的奥妙，限于篇幅在这里不多展开，有兴趣的读者朋友可以亲身体会。

失眠的治疗，说难，其实也不难，就是减少"加热"，增加"冷却"，使人晚上的阳气能够回纳于阴液中。各位读者，你们看懂"锅炉"模型了吗？

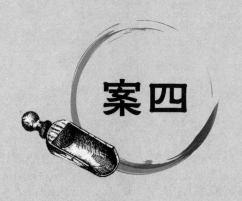

案四

外感百病任它变，
正邪斗争战场见

秋天似乎是个矛盾的季节，既是万物开始凋零的日子，又是绝大多数果实成熟的时节。因此，古代的诗人们对它也是各有理解，既有欧阳修"其色惨淡，烟霏云敛；其容清明，天高日晶；其气栗冽，砭人肌骨；其意萧条，山川寂寥"的凄惨描述，亦有刘禹锡"自古逢秋悲寂寥，我言秋日胜春朝"的豪迈之言。而现代人对秋天的感情更是错综复杂，可能有人在经受夏日炎热后乐享秋日凉爽，但是在医院中，更多的人都是像刘雯（化名）女士这样，饱受换季带来的痛苦。

2019年9月，刘雯女士第一次来到我的诊所。当时，刘雯女士是戴着口罩，一边咳嗽，一边弓着腰，将自己"挪"进了诊室，落座后还对我报以歉意的微笑。我自然是笑着摆了摆手，开始慢慢引导她说出症状和发病过程。刘雯女士好不容易才从咳嗽的间歇挤出只言片语，因此这次漫长的问诊也令我记忆犹新。据刘雯女士介绍，她已经咳嗽了一个半月了，在刚起病时，她原以为这只是普通的咳嗽，自然就会痊愈，加上工作忙碌，就没有去看医生，没想到病情不断加重。

刘雯女士的这次咳嗽，源于 2 个月前的一次感冒，感冒虽然痊愈了，但是咳嗽的病根却落下了，时好时坏。现在的症状是干咳无痰，自觉胸口憋闷，平时也容易疲劳、怕冷。此外，特别是来问诊前的几个月，月经量还偏少。这些问题严重影响了她的生活、工作，令她苦恼不已。

问诊后，我示意刘雯女士张嘴，要求看一看舌象。刘雯女士低下头，摘下口罩，张嘴伸舌。只见她舌色白，舌苔水润，舌上零零散散地分布着几个红点，舌的两边还有齿痕。我又为她伸手把脉，只觉指下仿佛一条琴弦，端直而细长，这就是弦细脉了。

至此，我对刘雯女士所患疾病的病因、性质和治疗方法都有了充分的认识和把握。

~~~~~~

刘雯女士得的是什么病呢？这个比较好解答。从大类上来说，刘雯女士所患之病属于中医学中"外感病"的范畴。一般中医所说的"外感病"和"内伤病"对应，指的是病邪主要由外来邪气所构成的疾病。因外来邪气入侵机体，与机体的正气，也就是卫气相抗争，引起的疾病就叫作外感病。

什么是外来邪气？就是"风、寒、暑、湿、燥、火"六种因外界不正常的气候所引起的邪气。什么是"不正常的气候"？就是"非时之气"。比如冬天过冷，风寒之气就会产生；过热呢，就是暖冬，天地间就会有火邪或者热邪。而夏天的气候更加复杂，过热会导致热邪或者火邪，过湿就会产生湿邪。夏季还有一个特殊的邪气——暑邪，这种邪气只在夏季产生，是热邪和湿邪的结合。春季多风邪，秋季则多燥邪。

不论是在临床上遇到的患者，还是带教过程中的学生，都向我提过这样一个问题：外感病到底怎么去诊断和治疗？要知道，对于患者来说，不论是网络上的科普视频，还是市售的很多中医书籍，科普得最多的就是外感病相关知识。同理，对于学生们来说，不论是中医教科书，还是老师上课举例，涉及最多的也还是外感病相关知识。然而，一旦真的面对面遇到外感病，他们还是不知道怎么处理。

今天，我就用一个"古代战争"模型，来告诉各位读者到底怎么去诊断、治疗外感疾病。

在中医理论中，人体内部就是一个完整的小国家。这方天地间，自有其春秋冬夏，寒热温凉，形成了一个可以自我调节的稳态环境。然而，大自然中有一股外部势力，想要入侵我们体内这方世界，而人体的自我防御机制，就会催生出一股力量来抵挡外来的攻击。这股外部势力，就是自然界中的种种外邪。而抵御敌人入侵、守卫国家安全的，就是人体的卫气。卫气和外邪互相斗争的状态、胜负，表现在人体上就是外感疾病。

我们在上文已经说过，外邪是来源于大自然的"非时之气"。那么，卫气是如何产生的呢？首先，卫气起源于下焦肾脏，与先天肾气密切相关。肾阳、肾气的充足与否，很大程度上决定了人体免疫能力的高低。因此我们能够看到，很多老年人一着凉就会罹患严重的疾病，而对于年轻人来说，即使受了风寒，稍微伸展、活动一下身体，出点汗就能立刻康复。

其次，卫气要经过中焦脾胃的滋养。人体内的很多有形物质，如气、血、津、液等，都要经过先天（肾）和后天（脾）的互相充养才能增长、壮大。人吃下食物后，脾胃受纳、腐熟、运化食物，将食物中的营养提取出来，其中有一股"剽悍滑疾"的部分，用来充养卫气。所以《黄帝内经》中有这样一句话："卫者，水谷之悍气也。"为什么需要"剽悍滑疾"呢？大家试想，军队的反应速度是不是越快越好？敌人永远是从暗处来攻击人体的，我们需要卫气做出快速反应。

单单由肾和脾所充养、壮大的"卫气团"，就可以直接拿来用了吗？不是的。如果没有经过上焦肺的宣发，卫气就不能布散到人体的方方面面，从而给外敌留下可乘之机。因此，古人说的"（卫气）开发于上焦"，指的就是肺对卫气的宣发功能。

一个病人之所以会染受外感邪气，多半是由于卫气（军队）薄弱，使外邪（外敌）乘虚而入。同时，我们也要明确一点：正常人就不会受到外来邪气的侵袭吗？答案是否定的。即使是正常人，每时每刻也都遭受着外来邪气的入侵。那么，为什么正常人虽然也被外来邪气入侵，但是不会产生症状呢？这是因为正常人卫气充足，能够抵御外来邪气入侵，而卫气不足的人，会轻易被外来邪气打败，外来邪气就能顺利攻入体内。

关于卫气就介绍到这里，各位读者应该也明白了，虽然外感病和内伤病的概念是相对的，但在临床上，外感病和内伤病很难区分。而在人体，即卫气不足的内因是内伤病。我们已经说过，卫气根源于下焦之肾，经由中焦脾胃的滋养，最后才通过上焦肺布散到全身。换句话说，卫气经过了"肾"（经济）的养育、"脾"（科技）的武装、"肺"（军队自身）的训练后布散到全身，防御外邪。对于人体，补肾和补脾是补卫气之本，帮助肺布散卫气是补卫气之标。

我们可以很清楚地了解外感病的由来、卫气和外邪的斗争关系以及增强卫气的方法，由此我们也可以得出治疗外感疾病的公式：

补卫气之标和本（增强军队）＋ 针对性祛除外来邪气和继发的病理产物（驱逐外敌）→治疗外感病

　　明白了这些道理，我们回过头来分析刘雯女士的疾病，就会轻松不少。刘雯女士的主要症状是咳嗽，而咳嗽是感冒遗留下来的，显然属于外感咳嗽范围。《河间六书》提示我们："寒、暑、燥、湿、风、火六气，皆令人咳。"那么刘雯女士感染的是"六淫"中的哪一种邪气呢？我们看到，刘雯女士的咳嗽为干咳，而且无痰，显然为燥邪犯肺，也符合秋季的时令特点。燥邪干涩，易伤津液，容易造成肺阴亏虚，因此虽咳而无痰。临床上也有病人虽有痰但痰少而黏，同样符合燥邪致病的特点。

　　然而，刘雯女士的病仅仅只有外感燥邪咳嗽那么简单吗？显然不是。燥邪致病，应为舌尖红，苔薄白或薄黄而干，脉浮数，但是刘雯女士的舌象虽然也有红点，却为舌白苔润，齿痕舌，而且脉弦细。舌白苔润为湿象，脉弦亦为水饮的表现；齿痕舌为脾虚，脉细则为阴虚，为燥邪所导致。因此我们可以说，刘雯女士同样具有内伤脾胃导致咳嗽的基础。脾胃虚弱则全身气化无力，易疲劳；气虚则血弱，月经量也会减少；卫气虚则无法抵御外邪，才会导致刘雯女士的感冒和咳嗽迁延不愈，抵抗力低下，易怕冷；肺主气，司呼吸，脾气亏虚也会导致上游的肺气亏虚，则自觉胸部憋闷难受。因此，刘雯女士实际上是一个因"内伤脾胃，气化无力"导致燥邪侵袭进而干咳的患者。

　　由此我们发现，其实刘雯女士的病情既有内伤的基础，又有外感的引动，所以我们在治疗时就要兼顾二者。首先，我们针对外感的病邪，使用大剂量的麦冬作为主药，滋阴润燥，治疗燥邪所引起肺阴亏虚的咳嗽；此外，使用大剂量的麦冬，也取其秋收之气，可以起到下气止咳的作用。接着，我们针对刘雯女士卫气不足之本来治疗，增强卫气的抵御外邪能力。刘雯女士之所以卫气不足，缘于其脾胃虚弱、痰湿内蕴的体质，因此我们一方面使用山药、党参、大枣、炙甘草健脾益气，另一方面也使用半夏来燥湿化痰。

解决了这两大主要矛盾后，我们再使用一些佐药来"清扫战场"。刘雯女士的主症是咳嗽，我们便使用苏子、厚朴、杏仁来下气止咳，特别配合使用一味肉桂，来帮助患者纳气平喘。刘雯女士还有月经量少的问题，使用一味肉桂，配合大量健脾益气的药物，便可补气生血。

对于这些属迁延不愈的外感病，用药应该量大以缩短病程，不至于使外感病迁延，最后演化为内伤杂病。所以，我对刘雯女士的用药剂量也比平时稍微增大了一点。因为工作繁忙，7天后刘雯女士并没有来复诊，而是在附近药店抓药再次服用。初次复诊2周后，刘雯女士微信联系我说，咳嗽的症状彻底消失了，这次来月经，经量也比之前增多了不少。

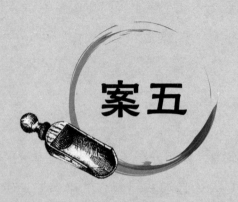

案五

睡眠怪病来侵扰，
锅炉帮您取效早

在之前的医案中，我们分享了一些失眠患者的医案，并针对这些医案以及人体睡眠背后蕴含的中医原理进行了分析，提出了一个"锅炉"模型用来解释"失眠"。即如果把人体看成一个"锅炉"，那么不论是来自外界的因素，还是人体自身的原因，凡是能产生阳热作用，在晚上仍不断加热"锅炉"，使"锅炉"不停地运作，持续产生蒸汽的事物，就会让人失眠；凡是能产生阴寒作用，在晚上能不断冷却"锅炉"，使"锅炉"趋于停止，让外在的蒸汽回归水液中的事物，就会让人沉睡。

很多了解中医或者接触过中国古典哲学的小伙伴们可能知道，在中国传统文化中，阴阳的关系是彼此对立却又互相消长的。大家在阅读的同时可能会想：既然有阳气相对亢盛导致失眠易醒，会不会存在阳气相对不足导致嗜睡呢？

让我们来看下面这个医案。

2019 年 7 月中旬，王路（化名）在其父母的陪同下，第一次走进我的诊室。

王路这孩子刚一落座，就给我留下了非常深刻的印象。为什么这么说呢？王路看上去是个十四五岁的孩子，这个年龄段的男孩子，绝大多数都是一进诊室就开始蹦蹦跳跳、吵吵闹闹地动个不停。但是王路呢？一进门，他就睡眼惺忪地坐在诊桌前的椅子上，刚坐下就想趴在桌子上睡觉。

我连忙问王路的父母："这孩子怎么了？难道是因为课业太紧张，昨天晚上熬夜了，今早上又起了个大早？孩子现在正值青春的大好年华，不应该是活蹦乱跳的吗？"

王路的父母这才向我解释起来。原来，王路之所以今天来看病，就是为了治爱睡觉的"怪毛病"。总的来说，就是整天只想睡觉，时不时地就想打瞌睡。父母已经带着孩子去各大西医院做过检查，但用了许多西药总不见好。现在这孩子每隔四五分钟就想睡，一旦趴在桌子上，如果不理他，五分钟就睡着了，一天能睡十多个小时。这个怪病严重耽误了王路的学习。

各位读者注意，在古代儿科是非常注重望诊和切诊的。这是因为许多患儿无法准确表达自己得病的过程，也没法完全描述自己的痛苦所在。因此古代儿科也被称为"哑科"，即要做到虽不和患儿交流，但能准确掌握病情。因此，在了解完王路的病情后，我先观察了王路的面色。我观察到，王路的面色较红，但是鼻头色青。我再观其舌脉，王路舌颜色淡红，舌体上散布着一些红点，有的甚至呈刺状突起，舌苔则如一层膏脂平铺于舌面，这就是腻苔。最后我把了王路的脉象，觉得手指下好似有颗珠子，从手指的一侧滚到另一侧，这就是滑脉的表现。

〜〜〜〜〜〜〜〜〜〜〜〜〜〜〜〜〜〜〜〜〜〜〜〜〜〜〜〜〜〜〜〜〜

王路这名患儿的疾病，看上去非常复杂，是虚实夹杂、寒热并见，但是如果活用我所创立的"锅炉"模型，则会起到事半功倍的效果。现在让我来带着大家一起分析。

"锅炉"模型已经告诉我们，人体的睡和醒，是由体内阴阳的动态平衡来调整的。中医最古老的理论著作《黄帝内经》里有这么一句话，专门总结人睡眠背后的原理："阳气尽阴气盛，则目瞑，阴气尽而阳气盛，则寤矣。"如果人体这个"锅炉"受到阳热（加热）的影响更多，导致水液不断化为蒸汽（阳气），推动机体运行，那人体就表现为失眠，睡不着觉；但是如果受阴寒（冷却）的影响更多，几乎没有产生蒸汽，那人体就表现为嗜睡。

我们来看王路的嗜睡症状是不是由于阴气（冷却）太过、阳气（加热）太少，锅炉生不出蒸汽所导致的？乍一看，好像完全是反着来的。王路面色红，舌淡红，上有红点和点刺，这是一派热象啊。王路的阳气如此亢盛，怎么还会嗜睡呢？"锅炉"模型是不是错了呢？

读者朋友们，我们要对"锅炉"有信心，因为它来自大自然最朴素的现象——换季。冬天，天气冷了，生命就趋于沉睡；而到了夏天，天气热了，生命就趋于活跃。所以，错的不是"锅炉"模型，而是我们没有对王路的症状进行整体分析。

除了上述一派热象之外，王路还有鼻青、苔腻、脉滑的表现。这些症状代表了什么呢？苔腻和脉滑说明王路体内有湿浊，鼻头青则说明王路的脾胃有寒，而这几个症状如何联系起来呢？

聪明的古人早就给我们揭晓了答案。金元四大家之一的李东垣在《脾胃论》中写道："脾胃之虚，怠惰嗜卧。"同为金元四大家的朱丹溪也在《丹溪心法》中指出："脾胃受湿，沉困无力，怠惰好卧。"这两句话表达的是同一个意思，即如果中焦被湿浊所困，患者就会有倦怠、无力、嗜睡的表现。

我们再联想到，王路发病的时节正处于大小暑之间，而暑季湿热之邪弥漫。这下都解释通了。我们不妨回忆一下治疗外感病的"古代战争"模型。原来，王路的脾胃素寒，导致气血生化乏源，卫气卫外不固，致使暑季湿热之邪有机可乘，入侵体内。因此，王路的一派热象并不是他体内阳气亢盛的明证，而是外邪入侵的病理表现之一。

此外，湿性黏滞，困阻清阳，导致王路体内本就虚弱的阳气更加难以抗衡外来的邪气，也使得此病缠绵难愈。王路体内的阳气一来虚弱，二来被湿热之邪侵袭，自然被打压，使得阳气振奋机体的功能相对不足，导致了嗜睡的症状产生。

有的读者可能会问："这么复杂的疾病，还能用'锅炉'模型简单地表达出来吗？"当然可以。王路的脾胃阳虚，本身阳气不足，代表这个"锅炉"底下的火本来就小；而这外来的湿热之邪，仿佛在锅炉里水的表面上盖了一层油，这下水就更难沸腾了；普通的火力根本没办法把这水烧开，又怎么生成足够的蒸汽，来推动身体的运动呢？这就是王路嗜睡的原因。因此在治疗上，一方面要祛湿清热，把水面上的油清理干净；另一方面要振奋王路的阳气，鼓动正气抗邪，提升其兴奋性。

这样的治疗思路，就要求我们分头行动。对于祛湿清热，我们选择清代名医、温病学派创始人叶天士为治江南暑疫特地研制的"甘露消毒丹"。

从古至今，湿热之邪都令历代医家极为头疼。清代名医吴鞠通在其著作《温病条辨》中直言湿热之邪的棘手之处——"徒清热则湿不退，徒祛湿则热愈炽"。什么意思呢？如果要清热，势必用到寒凉的药物，但如果用了寒凉的药物，就会导致脾胃的阳虚更为严重，阳虚则湿盛，湿气就更难以清除；而如果要祛湿，医圣张仲景在《金匮要略》中明言"病痰饮者，当以温药和之"，也就是要用热药，但如果用了热药，就会导致患者体内热邪愈加炽烈。真是个两难的选择啊！

随着历史车轮的不断前进，人们对于湿温病的理解也越来越深。到了清朝，温病学派兴起，医生们都开始研究温病的诊治，而南方湿气弥漫，正是研究湿温病的绝佳之地，可以说天时地利都有了。就在此时，中医历史上最著名的天才之一——叶天士来了。叶天士后来在《温热论》中解释了自己对湿温病的治疗理解："……或渗湿于热下，不与热相搏，势必孤矣。"也就是说，将湿邪和热邪分开后再处理，即"上下分消"。

针对湿邪，叶天士采用了两组药物。第一组芳香化湿，包括藿香、白蔻仁、石菖蒲，升浮化湿而散湿；第二组清热利湿，包括滑石、茵陈、木通，沉降导湿邪从小便而出。二者前升后降，上下分消湿邪，恢复气机升降。针对热邪，他也采用了两组药物。第一组轻清上焦，包括黄芩、连翘、薄荷、射干、川贝，清热宣透；第二组清热利湿，包括滑石、茵陈、木通，清热导下。二者同样宣透和导下相伍，分消热邪，恢复气机升降。而恢复气化正是治疗湿邪的一种重要方法。

我在这里遵叶天士甘露消毒丹的组方思路，基本遵循原方用药。升浮化湿用菖蒲、白豆蔻、杏仁；清热利湿用滑石、茵陈、木通、薏米；轻清上焦用黄芩、连翘、贝母；清热导下则用滑石、茵陈、木通。

对于鼓动阳气，我使用了《伤寒论》中的名方"麻黄附子细辛汤"。对于人体，补肾和补脾是补卫气之本，帮助肺布散卫气是补卫气之标。中医又认为，脾阳根植于肾阳。因此我直接用附子壮大肾中之火，一方面烧热锅炉，另一方面增强卫气之根；再用麻黄宣肺，把更多的军队布散到祖国大地，帮助抵御外邪；而细辛既可以帮助麻黄解表，也可以帮助附子温阳，还能"利九窍"，一举多得。

~~~~~~

7日后，王路在父母的陪同下前来复诊。家长高兴地说，孩子的睡眠问题已经得到了很大改善，现在基本不会趴在桌子上睡觉了。我观察王路的面色已经不红了，舌象虽然仍红，但是上面的红点和点刺已经消失。这一方面说明孩子的症状得到了很大的改善，另一方面则代表了我之前的用药中，清热的药物力量稍强，使得王路的症状减轻以热象为主。

此时，考虑到王路体内湿重于热，我在原方中减少了清热药的使用。我去掉了原方中的茵陈、木通、连翘、黄芩等凉药，加入了茯苓以利湿；此外，我多加入了厚朴、枳实、柴胡等理气药，希望通过带动王路体内气的运行将湿浊化掉；附子、细辛一类药物力大而宏，考虑到年轻人生机尤在，故不再用附子、细辛，而以羌活、独活代之，保留了解表的药力，增加了祛湿的强度。我为王路又开了 15 副药，嘱其多加运动，以鼓动、振奋体内的阳气。15 天后，王路没有再到我的诊所问诊。

～～～～～～～～～～～～～～～～～～～～～～～～～～

各位读者，针对睡眠相关的疾病，"锅炉"模型是非常好用的。这个模型脱胎于大自然最朴素的规律，大家在遇到睡眠问题时，也可以通过这个模型多加思考，一定能够找到症结所在。

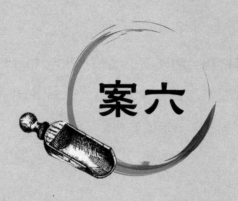

案六

痛经色黑瘀血滞，
热入血室风散之

在之前的痛经医案中，我向各位读者介绍了一种可用于分析痛经的"河流"模型。"河流"模型之所以好用，是因为它一方面契合了女子"以血为先天"的生理基础，另一方面也暗合胞宫血运丰富并易受各种邪气侵扰的特点。因此，"河流"模型不只能用来分析痛经，也可用来分析绝大多数月经相关疾病。

在本书第一个医案中，我们发现，造成月经相关问题的原因有很多，其中寒冷是最常见的一种。套用"河流"模型分析：因为寒冷既能造成"河流"堵塞，又能导致"河水"减少，造成的症状表现为月经经量少，经期延迟，还经常有血块。但是世界上有那么多深受月经病困扰的女性患者，每个人的体质不同，月经病的起因、发病过程和表现不可能局限于上述几个特点。那么，其他种类的月经相关问题该如何解决呢？

今天，我就再借用"河流"模型，向各位读者介绍另一种月经病的常见证候。让我们先来看这一个案例。

~~~~~~

2019 年的秋天，商惟（化名）女士第一次来我的门诊就诊。

在中医临床上，许多患者的第一诉求往往和他所患疾病的本质不能完全对应，或者只是它的某个侧面表现。因此，患者的主诉有时也会"误导"医生，导致医生得出背离真相的判断。这时就要求医生从整体上抽丝剥茧般地分析患者的只言片语和行为表现，以此寻找疾病的真相。

商惟女士就是这样一个患者，第一次来就诊时，她的第一诉求是治疗她的失眠问题。据商惟女士自述：每天一到早上 3 点她会自然醒来，醒来后就很难入睡了。

这时，我特地看了一眼商惟女士的面色。相较于常人来说，她的脸色显得更为蜡黄，无血色。继而，我向商惟女士提出了两个问题："是否有口苦的感受？是否觉得疲劳？"商女士均给出了肯定的答复。

到这里，其实我对商惟女士的病情已经有了大体的判断。然而，张景岳教导我们："妇女尤必问经期。"遇到女性患者，一定要问一问月经情况，这能给病情分析带来极大的帮助。因此我特地问了商惟女士月经的情况："是否经期较短、量少、色黑？"商女士十分惊讶，不断点头以示肯定。

我又看了看商惟女士的舌象，发现她舌色较淡，红润不足，舌体两旁则有较多齿痕。我又把了把商女士的脉，只觉指下的桡动脉如一条绷紧的绳索，还较常人的血管更硬：这是弦脉的表现。此外，我的食指能感觉到，商女士的脉象靠近腕部处有一处脉跳动幅度异常，我便追问道："是否有肩颈部的不适？"商女士口述其具有颈椎病病史，同时肩膀容易发紧。我要求商女士指认肩部具体不适部位，商女士用手指点了点肩膀背侧中央区域，此为肩井穴所在区域。

很多读者在看中医病案时，可能都为中医师强大的推断能力感到惊讶甚至不解：这是如何分析出来的呢？今天，我就借这个案例，来向各位读者解密。需要的理论知识并不多，用到的模型也是之前已经多次解读的失眠"锅炉"模型、月经病"河流"模型，各位无需担心理论过于深奥，且和我一起往下看。

首先，商惟女士告诉我，她最想解决的问题是睡眠问题——晚上容易醒，醒后不易入睡。在之前的医案中，我已经多次通过"锅炉"模型分析睡眠相关问题。其实，易醒和难眠在中医中的本质都是一样的，最主要的原因就在于人体这个"锅炉"受到阳热（加热）的影响更大，而受到阴寒（冷却）的影响更小，导致锅炉持续运行，打扰人的休息。因此，如果从整体上给商惟女士阴阳偏盛偏衰定一个性，那她体内应该是阳的一面偏盛，而阴的一面偏衰。

现在我们知道，商惟女士体内有热，那么下一步我就要给这个热邪定位。临床上，通过患者半夜易醒的时间，来推算患者病变的脏腑，也是临床中医师常用的小技巧之一。商惟女士容易在3点左右醒来，这代表哪个脏腑有病呢？这里需要一点点中医基础知识——在中医学中，3点左右是肝经和肺经交界的时间点。

这里引出一个问题，商惟女士到底是肝经有热还是肺经有热呢？为了解答这个问题，我向商女士提出了一个问题：是否有口苦？商女士确实口苦，再加上弦脉主肝胆疾病，肩井穴为足少阳胆经所过，肝胆互为表里。商女士肩井穴发紧，又没有明显的咳嗽、咯痰等肺病所属的表现，因此可以认为，商女士体内的邪热在肝胆。

汉代医圣张仲景所著《金匮要略》中写道："夫治未病者，见肝之病，知肝传脾，当先实脾……中工不晓相传，见肝之病，不解实脾，惟治肝也。"这是什么意思呢？中医学"五行学说"中，肝属木，脾属土，木克土，肝一旦有病，就容易横逆犯脾，造成脾病。因此张仲景认为，真正高明的医生，看到患者肝脏有病，就知道要传或者已经传至脾脏了，故应该在针对肝病治疗的同时提前补脾以作防范，或者同时治疗脾病。这也是我特意看了商女士的面色，并询问商女士是否疲劳的原因。商女士面黄乏力、舌色淡、舌边齿痕，证实了肝病传脾病的中医理论。

说到这里，可能有读者会问："你讲了那么久，怎么还没有讨论商惟女士月经的问题呢？"别急，请大家再往下看。

世界上现存最早也是最完善的经络理论专著《灵枢·经脉第十》中，在论述肝经的循行时用了如下描述："循股阴，入毛中，过阴器。"其中，"阴器"指的就是人的生殖器官。这时候，我又要用到月经病相关的"河流"模型了。请大家想象，商女士肝中的火热之邪，顺着肝经这条大河，从上游一路流淌到商女士的胞宫中。一方面，胞宫这块土地都被火邪"点燃"了，"土地上植物"的生长也随之加快了脚步，本来一个月才能收获的"作物"，不到半个月就"结果"了，在人体表现为月经经期缩短；另一方面，肝郁脾虚中，脾虚则气血生化乏源，导致上游的水流减少，血虚则月经量也随之减少；再者，邪热会直接炙烤"作物"，使"植物"们焦枯、死亡，这就是中医学中的"热盛则血瘀"，指的是邪热煎熬血液，导致血液运行不畅，形成瘀血，造成月经中出现血块、色黑等问题。张仲景的《伤寒论》中称此病为"热入血室"，"血室"就是子宫，可以说这个总结是非常形象了。

至于商女士肝经的火热之邪从何而来，我也只能猜测：或许和商女士的情绪有关，或许是从外邪入里。原因在于，商女士有颈椎病的问题。有读者可能会问："颈椎病又和外邪有什么关系，外邪不是感冒吗？颈椎病不是器质性结构病变吗？"

这就要用到外感病的"古代战争"模型了。国家抵抗战争，国境线首当其冲。在中医学中，上至头脑，中过颈项，下达背部、臀部以至脚跟，这一大片都属于足太阳膀胱经循行所过。因为这条经脉所支配的体表面积实在广泛，就如同国家的边境一样，因此古人就认为太阳膀胱经有一身之藩篱的作用，主防御外来表邪。如果外来表邪入侵体内，那么膀胱经作为国境线，首当其冲受到其攻击，造成膀胱经所过之处有不适之感，即项背部不适、拘紧之感，久而久之，肌肉紧固也会造成骨关节的紊乱、错位，导致颈椎病。因此，在临床治疗中，中医师也经常使用《伤寒论》太阳病篇中的一些方子，如桂枝汤、桂枝加葛根汤等来治疗颈椎病。

看到这里，大家应该明白商女士的月经问题是怎么来的了吧。我分析商女士的病情，也是通过"失眠易醒→病性主要为阳热→易醒时间→病位主要在肝胆（口苦、脉弦、肩井穴发紧反证）→面黄乏力、舌淡齿痕→肝郁脾虚→月经期短、量少、有血块"这条主线推导出来的。

那么，这种"热入血室"病该如何治疗呢？可能有的读者会说："既然是热邪，那么用寒凉的药物把火灭了不就好了吗？"这种治法理论上是可行的，但是临床却没有这么简单。大家不妨想想，如果用寒凉的药物，也许能把肝火扑灭，但是否会对商女士的身体造成额外的损伤呢？我们说，造成女性月经问题最主要的原因就是感受寒邪，而且商女士的火在下焦，病位靠下，如果要用寒凉药，势必会损伤她的脾胃功能。

现实生活中，我们若想灭火，除了浇水还有什么别的方法吗？聪明的古人发现，我们不仅可以用寒冷的水去浇灭它，也可以用风吹灭。对于中医来说，我们也可以不用或少用苦寒的药物，而是用辛味药物来"灭火"，这就是古代中医所说的"火郁发之"的道理。我们选用柴胡苦辛作为君药，黄芩苦寒作为臣药，这两味药都入肝胆，可以祛除肝胆中的热邪。此外，柴胡能够调畅肝胆的气机，如同一个排气扇，通过加速全身气机的运转，将体内的火热之邪"吹"出来。商惟女士的脾胃问题怎么解决呢？我们使用党参、炙甘草、大枣健脾益气，法半夏燥湿化痰，再用生姜温胃散寒，防止黄芩苦寒伤中。此外，我们不能忘了，商女士有瘀血的问题，因此我们使用桂枝、芍药入肝血活血（这两味药还能调和营卫，通畅三焦，是非常有名的药对）。以上各药相加，就是《伤寒论》名方柴胡桂枝汤。在此基础上，加入葛根舒筋通络，强化对颈椎的治疗；龙骨牡蛎二药敛正气不敛邪气，具有镇肝敛冲、益阴潜阳的功效，配合炒枣仁，更可宁心益血、安神定志；狗脊强肝肾、健筋骨，固护商女士下焦本源。

1个月后，商惟女士又一次迈进了我的诊室大门。一进门，商女士就激动地告诉我，这是她10年来月经颜色第一次变得鲜红，且月经时间不再提前。此外，商女士的睡眠问题已经恢复正常，不再3点钟就醒。我问商女士还有什么别的症状，她说最近容易便秘。我为商女士把脉，发现右手的尺脉稍弱。

据此我们可以看出，商惟女士的睡眠、月经问题大部分都已解决，遗留下来的一些问题，多是脾胃症状，当属久病痼疾。因此我在原方基础上，去掉柴胡、黄芩等寒凉药物；商女士尺脉偏弱，为肾气偏虚，因此使用狗脊、补骨脂补肾；商女士的习惯，如在办公室久坐，容易造成湿邪留滞经络筋膜之间，使病邪不易除去，因此我继续用大剂量的葛根祛除表邪，生姜、大枣、炙甘草补益脾胃，同时用忍冬藤、络石藤等藤类药祛风除湿、通络止痛，叮嘱商女士守方治疗即可。

～～～～～～～～～～～～～～～～～～～～～～～～～～～～

各位读者以后在面临月经问题的时候，也不要忽视热邪对胞宫的影响哦。

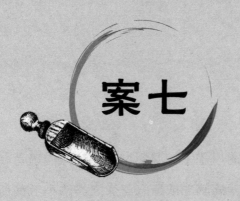

案七

敌强我弱鼻炎秘，
中医疗效莫质疑

在我出门诊的日子里，遇到过许多这样的患者：他们一开始可能是因为头痛脑热或鼻塞流涕之类的小毛病前来就诊，然而在治疗过程中，不断地发现自己的身体出现了许多其他症状。由于这些逐渐暴露的症状背后，往往隐藏着更大的问题，许多患者就会非常焦虑。因此，不论是在我自己的门诊，抑或是网络中，都有患者提出了许多对中医的质疑：

"为什么中医治疗一个感冒发烧还那么慢？"

"为什么我的病越治越多？"

"是不是这中药方子对我的身体产生了副作用？"

有的患者甚至从此对中医失去信心，觉得中草药的副作用实在太大，而西医使用"三素一汤"（"三素"指抗生素、激素和维生素，"一汤"指各种注射液）疗效快捷还显著。

中医治病，真的是越治越多吗？这种现象频频发生，其背后又隐藏着什么中医道理呢？让我们先来看下面这个案例。

朱阳（化名）女士第一次来就诊时，和其他备受换季所致鼻炎折磨的患者一样，戴着口罩走进了诊室，交谈之时发出了较重的鼻音。据朱阳女士口述，她来就诊就是想解决过敏性鼻炎的问题，但这病并不是今年才出现的，而是已经持续了快十年，每年一换季，或者一遇到冷风就会发作。最近一个月，鼻塞、打喷嚏的症状不断加重，这才来看医生。此外，她的眼睛、鼻腔、口腔都非常干燥。

在朱阳女士说完大体病情后，我看了看朱阳女士的舌象，并把了她的脉象。舌体如有一层水液，显得十分润滑；舌苔是白色的，并不厚腻；舌的两边是一圈牙印。脉象上来说，朱阳女士的脉又细又软，脉位也较深，这就是弱脉。在把脉的过程中，我看了一眼朱女士的面色，并用手摸了摸小臂的皮肤温度，发现她面色萎黄，皮温较低。

从朱阳女士的描述看，这就是非常普通的过敏性鼻炎的表现。但值得注意的是，朱女士的病程十分漫长，这可能提示我们，她的鼻炎另有内因。可以看到，朱阳女士的面色萎黄。黄为土色，属中焦，主脾胃，这表示她的脾胃较虚，气血不足，可能是疾病经久不愈的内在病因。此时，若按照外感病的"古代战争"模型分析，脾胃气虚导致卫外能力低下，容易遭受外来邪气的入侵。因此朱阳女士的鼻炎总是遇风寒则发，换季加重，呈反复发作。

朱阳女士眼睛、鼻腔、口腔干燥又说明什么呢？看似是体内津液不足，但是联系齿痕舌、润舌等征象，说明并非如此，而是体内水液分布不均。脾气虚则无力推动水液运行，导致内生湿浊。湿浊之邪反映在舌象上，就是舌边齿痕、舌苔润，但它在体内反而会阻止津液正常运行，就如同砂石阻碍河道，导致上游发水灾，下游反而大旱，呈现相反的症状。

因此，朱阳女士的病证，我们可以辨证为外有寒，内有水饮，此外还有脾胃气虚的内因，最终导致鼻炎反复的症状。但是治疗并不是非要两头兼顾。医圣张仲景的《金匮要略》有言："夫病痼疾，加以卒病，当先治其卒病，后乃治其痼疾也。"什么意思呢？如果一个患者有慢性病也有新发的疾病，应该先治疗新发的疾病。朱女士虽有脾胃虚弱的本因，仍应先以解除外感表证为先，否则就好比屋子里有小偷，你却使劲把门关上，还不停地往屋子里塞东西，这叫作闭门留寇，不解决根本问题。此外，临床医生看病，也要问患者的主诉，就是患者最想解决的问题是什么。朱女士最想解决的就是换季引起的鼻塞给她带来的痛苦，因此我们先治疗这些外感的症状。我们使用生麻黄和桂枝辛温解表，可以发散体表的寒邪；芍药与桂枝配伍调节营卫、腠理，增强卫气抗邪能力；干姜、细辛、半夏、附子温化肺中寒饮；五味子收敛肺气，减少喷嚏。这就是《伤寒论》名方"小青龙汤"。在此基础上，我们再加入防风，防风防风，顾名思义，能够抵御风邪；苍耳子、辛夷，是治疗鼻炎的经验药物；而对于脾胃虚弱的内因，我们使用炙甘草健脾益气。

1周后，朱阳女士前来复诊，口述服上方后不再打喷嚏，鼻塞症状减轻，但是第4天后又鼻塞；而且，朱女士在服药过程中，还出现了其他几个症状：上半身出汗，下半身发凉，喉中有痰，声浊，流清涕。

朱阳女士吃着中药，还多了其他症状，这是怎么回事呢？且听我慢慢给大家分析。针对朱女士的病因，我在初诊时，用药主要是为了把外邪驱除，因此用了许多辛温的药物。但因为我并没有过多治疗朱女士脾虚的本质，因此朱女士复诊时鼻塞、打喷嚏等外感症状减轻，但是脾虚湿盛的本质开始暴露。

为什么会上半身出汗，下半身发凉呢？如果将人体按阴阳划分，上半身属阳，下半身属阴。通过我们的用药，朱阳女士体内的正气经药力鼓动，驱赶外敌，因此上半身出汗；而下半身发凉提示患者中下焦阳虚，这不可能是经由我初诊所开的药物在短时间内导致的，而是由于朱女士内伤病本质的逐渐暴露。朱女士喉中有痰、声浊、流清涕，也提示体内脾虚的迁延导致了湿浊更加旺盛。

这时，外感症状减轻证明朱女士所受外邪已经减少了。如果不开始针对朱女士脾肾阳虚的一面治疗，那么就可能有其他外邪入侵她的身体，导致其他病患。此时应开始减少针对外感表证的药物，温补脾肾，以解决卫气不足之根本。

因此，我去掉了原方中桂枝、白芍等主治外感的药物以及苍耳子、辛夷等主治鼻炎的药物，而加入陈皮、茯苓和半夏搭配以祛湿浊，改生姜为炮姜以增强温阳之力，同时加入独活、砂仁、肉桂等大量入中下焦的苦温、辛温药物以温暖脾肾。

我先不告诉大家朱阳女士第二次复诊的病情，大家可以根据朱女士所服药物的变化，来推测她复诊时的症状改变。在前方中，我增多了温补脾肾的药物，其中以脾为主，温肾的只有一味肉桂。在外感方面，我仍保留了麻黄、细辛、防风，还加入了独活这一既能温阳也能解表的药物。因此，如果按照中医理论推断，朱阳女士的病情变化应为：外感的症状进一步减轻，中焦脾虚的症状也开始减轻，但是下焦的症状可能相对减弱较少或是有新的症状暴露。

现在，我们来看朱阳女士第二次复诊的情况。2 周后，朱女士第二次复诊，口述服上方后鼻塞、喉中痰鸣、吐痰、流涕、下半身发凉、出汗等症状均减轻，现在的主要症状为眼、鼻痒，耳根痒，时有晕眩。我把了朱女士的脉象，发现脉位较深，即沉脉。

各位读者，我们可以看到，朱女士的病情变化和之前分析的丝毫不差。外感的症状基本上都痊愈了，只剩下眼、鼻、耳根痒和出汗了。眼，鼻和耳根痒代表了什么呢？古人说："风善行数变。"感受风邪，一大症状就是皮肤发痒，因此，很多皮肤病患者如果有发痒的症状，也可以从风来论治。喉中痰鸣、吐痰等症状的减轻，也说明了中焦脾虚湿盛病机的缓解。但我们发现，朱女士又出现了眩晕的症状。这是为什么呢？肾虚则骨髓弱，脑为髓之海，因此肾气虚会导致眩晕，这其实是肝肾亏虚本质的进一步暴露。大家要知道，肾是先天之本，是人的本源。治脾胃的效率要比治外感病低，而治肾更是比治脾胃的效率低得多，因此脾胃相对肾来说症状更容易缓解。朱女士脉沉弱，《金匮要略》有言："（脉）沉即主骨……沉即为肾。"脉象也提示朱女士肾虚，因此我开始针对下焦治疗。

在第一次复诊方的基础上，我去掉了五味子，因为已经不需要再治疗喷嚏；再去掉半夏、陈皮、茯苓等祛湿之药，而加入党参、山楂健脾益气。针对肾气不足的病机，我加入大剂量的熟地以补益肾脏。

〜〜〜〜〜〜〜〜〜〜〜〜〜〜〜〜〜〜〜〜〜〜〜〜〜

2周后，朱阳女士第三次复诊，口述眼鼻痒、耳根痒、出汗等症状均消失，眩晕症状减轻，并无新的症状出现。

这说明，我这三次治疗的方向和思路都是正确的，此时也只要继续守方调理即可。总结这几次治疗方案，无非就是在祛除朱女士身体内的外邪的同时，补脾肾以增强其正气，恢复其自身抵抗力。

〜〜〜〜〜〜〜〜〜〜〜〜〜〜〜〜〜〜〜〜〜〜〜〜〜

许多患者的外感小毛病下，经常隐藏着身体虚弱的本质。今天我们也从朱女士的医案当中学到，中药是如何一步步抽丝剥茧般地，将患者深埋于外感表实证之下的脾肾虚弱的本质暴露出来的。临床上我们确实经常看到，很多患者（绝大部分是中老年人）在治疗看似普通的感冒、鼻炎的过程中，出现了病情"越治越重"、症状"越治越多"的假象，这和患者的生活方式、工作压力等社会环境因素导致的"久病不治"息息相关。其实早在《伤寒论》中，我们已经可以从张仲景用药的蛛丝马迹中发现这类患者的存在，比如在桂枝汤、泻心汤等类方中提到，若是病人"恶寒重"，张仲景都会加入附子，通过鼓舞少阴（即肾脏）的阳气来增强卫外的能力，这也从侧面验证了《黄帝内经》中"卫出下焦"的理论。而"金元四大家"之一、易水学派的代表人物李东垣的"内伤杂病学说"，更是提示许多患者的外感均暗示了脾胃甚至脾肾损伤。这提示我们不能仅治疗外感，而是要透过现象直达本质。《金匮要略》提到："若五藏元真通畅，人即安和。"任何疾病一定都有其"五脏元真不通畅"的共同基础，这是我们要仔细察觉的。

现在大家都明白了吧！中医其实不是"慢郎中"。中医在治疗很多疾病的时候，疗效也很快就能见到，确实可以说是"效如桴鼓，覆杯而愈"。在我的门诊中有许多患者，其经久不治的发烧，吃半副中药即可退烧，因此我也被许多患者誉为"王半副"。而针灸的疗效更是"如风吹云"，针入痛止，为此来问诊的夫妻中，常有一方质疑对方在针灸治疗后是否真的针入痛止。

但是，对于一些复杂的疾病，不管是中医还是西医，治疗起来都是慢的；或者说，西医只是针对某些症状能很快见效。如同本案中的朱女士，若只是要求解除其鼻塞症状，不管用中药还是激素都能很快起效，但是这样治，过一段时间很可能会复发。这也是为什么很多慢性疾病缠绵不愈，患者甚至需要长期使用激素进而导致依赖的原因。中医在治疗这些疾病的过程中，是通过抽丝剥茧地解决身体的一个个问题，补不足而损有余，进而让正气恢复，然后驱邪外出，达到治愈疾病的目的。看似使用中药后患者的症状可能会增多，实际上那是正邪交争过程中，疾病本质不断暴露的一种反应。

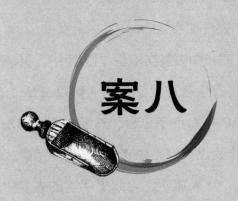

案八

伤食失眠难分析，
脾胃运化治之机

之前介绍的失眠相关病例中，绝大部分患者都是由于体内有热而出现了各种失眠的症状，如难以入睡、多梦易醒等。我也据此向大家介绍了分析睡眠问题专用的"锅炉"模型，通过将影响"锅炉"加热（阳热）或冷却（阴寒）的因素进行对比，判断孰轻孰重，就能对睡眠相关疾病的性质作出精确诊断，并指导治疗。

那么，是不是只要患者出现失眠相关的症状，就一定可以从体内有热（加热过度）的角度去治疗呢？那也不一定。在中医理论中，由于个人的体质不同，即便遭受了不同的病邪，有时也会表现出同样的症状。这就要求我们医生以整体的眼光，尽可能多收集患者的信息来综合分析诊断。在具体介绍之前，我们先来看一个医案。

当时，赵杰（化名）被父母拉着走进了诊室。小赵没精打采地走到诊桌前，刚坐到椅子上，就想把下巴放在枕巾上眯一会儿眼睛。我看了看小赵病历上的年龄，13岁，差不多是上初中的时候，正是朝气蓬勃、活力四射的年纪，怎么会表现得如此疲惫？

我看了看小赵的黑眼圈以及白皙的面孔，问其父母："怎么了？孩子学习压力大，睡不好觉？"小赵的父母这才给我介绍起孩子的病情：小赵是晚上睡不着，白天也很早就醒了，这个症状已经持续了大半年。此外，小赵的月经情况也不太好，最近总是40天来一次，但是经量和颜色都正常，也没有血块。除了睡眠和月经问题外，小赵还有一些饮食的问题，总是吃完饭后胃痛，胃脘部不适。

听完小赵父母的描述，我示意小赵打起精神，张开嘴，要求看一看舌象，只见舌色淡白，舌苔白润。我又示意小赵伸手把脉，只觉得指下动脉靠近手腕的前1/3脉力较大，而后2/3脉力沉细而软，这表明小赵两手寸脉脉大，而关脉和尺脉脉弱。

各位读者，如果大家曾经认真研读并尝试过运用睡眠疾病专用的"锅炉"模型，可能在了解小赵的病情信息后觉得十分疑惑。为什么呢？"锅炉"模型告诉我们，凡是造成阳热（加热）过多或因阴寒（冷却）不足，使"锅炉"主动或被动地积累热量，最终导致"锅炉"不停运作的因素，就会让人失眠。但是小赵来就诊时，虽然主诉是不寐，但是其全身上下的症状，都没有表现出任何阳热过多或是阴寒不足的征象。可以说，小赵是一个"不按常理出牌"的"反套路"的患者。

临床上许多患者的疾病，都不会按照教科书所教授的模式来发展，可以说都是"反套路"的。因此这也要求医生一方面要做到勤学博采，获取更多的医学资料，掌握更多的疾病发生发展规律；另一方面在临证时要做到"面面俱到"，尽可能仔细地收集病人的信息，从多个角度综合分析患者的病情。

那么，该如何分析小赵的疾病呢？我们还是一步步来看。小赵虽然有不寐的症状，但这显然不是由热象引起的，因为小赵并没有传统的表热证（发热、头痛、出汗等）或实热证（发热、便秘、口苦等）的症状。同时，小赵面白、疲惫的表现，又提示我们小赵如今的身体状况，可能与受寒或气血虚弱关联度更高。因为面白多是气血虚弱的表现，而周身疲惫、乏力多和气虚相关。这里就出现了矛盾点。古人告诉我们，受寒和气血失荣，应该让人更想睡觉。《伤寒论》中有云："少阴之为病，脉微细，但欲寐也。"翻译成大白话就是：身体受寒，气血虚弱的人，就会脉微细，天天想睡觉。这显然和小赵失眠的症状不符。

　　是我们对小赵受寒、气血虚弱的判断有误吗？只要再问几个问题我们就能知道答案。《景岳全书·十问歌》告诉我们："妇人尤必问经期，迟速闭崩皆可见。"对于女性患者来说，我们判断其身体大致情况的另一个方法是询问月经情况。通过之前文章中介绍的月经病相关"河流"模型，可知小赵的月经周期之所以延长，要么是河道中结冰，河水无法通过，要么是河水减少了，同样说明她有受寒或气血虚弱的问题，反证我们对于小赵受寒、气血虚弱的判断是正确的。

　　这么思考下去，仿佛走进了死胡同。按照现有的证据，好像无法根据"锅炉"理论给小赵失眠做一个圆满的解释。在许多古代医案中，记录了许多"反套路"的医案，那么古人是如何破解这些复杂疾病的呢？首先，可以从明确病位开始。如果单纯从受寒或者气血虚弱出发，难以解释"不寐"的由来，那么可能是病邪所在病位特殊，或者病情经过了一段时间发展，才出现了"反套路"的症状。因此接下来，我们首先要找到小赵的病位。

　　在中医学中，人体的躯干部分可以分为上焦、中焦和下焦，大致分别同胸腔、腹腔和盆腔的部位相一致。绝大多数疾病的传变顺序，也是通过从上到下逐渐深入传播的。通过之前的询问我们知道，小赵的月经问题只有月经周期推迟这一项，也就是说，她下焦（盆腔生殖系统）的问题受疾病的影响不大，那么往前反推，中焦（腹腔消化系统）有没有被波及呢？果然，小赵有脾胃的问题，饭后胃痛、胃脘不适等证实了我们的猜想。至于上焦（胸腔心肺循环系统），中医学认为人的睡眠和心神相关，不寐说明心神受到了影响；另一方面，小赵也没有出现心悸、心慌等危重表现，因此我们可以认为，病位主要在中焦脾胃。

这时读者们可能要提问了："尽管我们将小赵的病位找到了，那又和'不寐'这个主病有什么关系呢？"大家要知道，人的脾胃就像发动机一样。我们吃进去的食物，通过脾胃的受纳腐熟，在其中运化成水谷精微等营养物质，再通过河流一样的经脉输送到全身。但如果脾胃出了问题，比如感受到了寒邪或是患者暴饮暴食，这个发动机的运转就会出现问题。一方面，脾胃本身的功能和效率会下降；另一方面，脾胃功能的下降又导致饮食或一些病理产物堆积在其中，如痰浊、宿食等，进一步加重脾胃的负担，从而引起恶性循环。而脾胃是台兢兢业业、踏实肯干的发动机，即使被各种不利因素拖累，它仍想铆足全力运作，来供给全身能量。至此，脾胃就好像生了锈的发动机，一边运作一边发出"嘎吱嘎吱"的难听声音，反映在人身上，就是各种消化道症状，如嗳腐吞酸、腹胀、胃痛等，最终导致失眠、不寐，这就是古人所说的"胃不和则卧不安"的道理。

除此之外，脾胃运化的能力下降，能提供的营养也会减少，导致气血进一步虚弱，而心神需要足够的血液濡养才会安宁。气血的虚弱导致心神失养，同样会引起失眠的发生。小赵的舌象和脉象也印证了这几点：舌淡白、苔润表示脾虚和气血虚弱。《金匮要略》有言："脉大为劳，极虚亦为劳。"小赵两寸脉大，关尺脉弱，弱脉和大脉均代表虚劳，表示小赵的三焦均为虚劳的状态。

至此，我们已经分析出了小赵失眠的原因。一方面，脾胃疾患本身导致失眠；另一方面则由于脾胃虚弱导致气血不足、心神失养，进而引发失眠。因此，治疗的重点就在调理脾胃，"胃和则安"，辅之养心宁神。

首先，我们针对调理脾胃进行选药。调理中焦时，我们要牢记两点："甘入脾"以及"脾喜燥恶湿"。也就是说，我们可以从两个方面去治疗脾虚气弱的患者。一方面，用大量甘味药直补脾脏，健脾益气；另一方面，用温、苦味的药物燥湿化痰，或是用淡平之药利水渗湿，祛除脾脏这台发动机内的大量痰湿等病理产物。

对于健脾益气的甘味药，大家记住最常用的健脾三药：人参（可用党参代替）、生黄芪、炙甘草。燥湿化痰的苦温药，可以用干姜、法半夏、陈皮、远志、木香等。淡平的利水渗湿药，常用茯苓，这里小赵主诉失眠，可以将茯苓换为茯神，增强安神之效。此外，茯神和远志搭配，也是常用的安神定志的药对。

在针对脾气虚进行治疗后，接下来针对气血不足、心神失养用药。针对气血不足，自然要先益气补血，益气的药物在上文中的健脾药里已经具备，这里可以适当用一些酸枣仁、龙眼肉等能同时甘温补血、养心安神的药物；此外，亦要注意到上方中绝大部分药物都是温药，而使用大量温药治疗血分疾病容易伤津耗血，加上小赵寸脉大、尺脉弱反映出的"心火旺"的征象，此时可以加入知母、合欢皮等入血分的凉药以平衡。

1 周后，小赵微信复诊，自述睡眠已经改善，但胃脘部仍有不适，且纳食较差。这说明我的辨证无误，处方亦切入病机。我要求小赵的父母继续以上方治疗，并用"发动机"模型向他们解释脾胃病治疗周期漫长的原因所在：给发动机除锈是个非常漫长的过程，只要耐心服药，病情一定能痊愈。果然，在 12 月初小赵门诊复诊时，失眠和脾胃症状均已完全消失。

我们可以看到，在这个医案中，"锅炉"模型似乎受到了限制，它不能完成一些复杂失眠问题的病情分析。这是为什么呢？因为"锅炉"模型仅考虑了人体的"阴阳"两个影响因素，而没有考虑到病邪所在不同病位对人体的影响。古人也发现了"阴阳辨证"的局限性，所以在之后逐渐创立"五行学说"，并在此基础上发展出"脏腑辨证"等其他辨证方法。这里，我就借此医案，向大家介绍了脾胃病相关的"发动机"模型。在之后的脾胃病相关章节中，我也会继续使用它来分析许多脾胃相关的疾病。

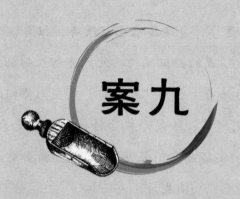

案九

肾病虚损湿浊困，
治肾尤重不治肾

随着时间的推移，我见到了越来越多的慢性肾病和尿毒症的患者，他们有的遭受着尿毒症的压力而不敢多喝一滴水；有的忍受着糖尿病肾病的折磨而不敢多吃一口饭；有的因肾性贫血而面目㿠白毫无血色；有的因毒素积累而皮肤粗糙斑纹青黑；有的甚至因高血压而双目失明，无助地等待着某天并发的心脑血管疾病宣判自己的死亡。

临床上有许多肾病患者，因为医学知识的缺乏，在寻求中医帮助时，一进门就告诉医生"我是肾虚"，要求"补肾"。但实际上，对肾病的中医治疗中，补肾往往不是最关键的一环，许多疗法中甚至不治肾。大家没看错，治肾（病）关键不（独）治肾。让我们先来看一个医案。

张竺（化名）女士走进诊室，比起其黯黑的眼袋、皖白的面色，她手上那厚厚的一叠病历资料更加引起了我的注意。我示意张女士先坐下，而她坐下后便拿出了各种出院病历、化验单。

住院病历显示：张女士已间断下肢水肿6年余，从2年前开始出现血肌酐升高，诊断：慢性肾衰竭，肾性贫血，冠心病，高血压3级，血肌酐最高461μmol/L。张女士日常服用包括降压药、降脂药、抗心律失常药在内的共13种药物。

我记录完张女士的病历信息后，询问最让她感到难受的症状。张女士回答："主要想治疗每日疲乏无力的症状以及纠正水肿。"此外，张女士还有便秘、食欲不振、小便淋漓不尽等问题。张女士的疾病还有一个特点，那就是一感冒，所有症状就会加重，肌酐也会增加。

我看了看张女士的舌象，只见舌色较红，舌苔也较厚，这是体内有湿热的表现。我又为张女士把脉，只觉脉位较深，要用一些力才能感觉到脉搏的跳动，而且脉跳动的力度也比常人要弱，这是沉弱之脉。此外，张女士的形体较为肥胖。

张女士这个病例，其实是万千肾病患者的缩影。对于绝大多数肾病患者来说，疲劳乏力是他们的一个共同问题，而另一个常见症状即是水肿，包括头面、眼睑、四肢、腹背部的水肿，严重者甚至周身水肿。

大家知道，中医学认为，"气"的持续运动是人类生命运行下去的根本原因。因此，疲劳乏力多半是由于"气虚"引起的，人体内部"气"数量的减少，导致机体各方面能力的减弱，而对于水肿来说，往往又和疲劳有着密切的联系。人体中水液的运行，也依赖于气的推动能力。一旦失去气的推动能力，水液就停聚在一方，积为水肿，此即"气滞水停"。

现代人往往将气虚和肾虚画等号，因此只将水肿和肾虚联系在一起。一看到病人表现出水肿的症状，他们就认为此人肾虚，要求医生补肾。这种思想其实是不正确的。

那么肾病应该如何去分析呢？这就要用到肾脏病专用的"水域"模型。可能很多读者要问了，之前已经介绍过月经相关疾病专用的"河流"模型，和这个肾脏病专用的"水域"模型听上去很相像，二者有什么区别吗？大家不要着急，且听我慢慢为你分析。

"水域"模型囊括了生态圈中一条河流从一开始形成，到中途流淌，最后汇入大海的全部过程。在这期间，主要有四个对河流（水液运行）产生影响的因素。

第一是气候环境（肺）。气候环境如风力的变化（肺气的宣发肃降），可能会影响到河流的运行（水液的输布）。极端条件，如狂风、暴雨等，甚至会直接改变河道的分布状态，导致水液蓄积，形成水肿。

第二是河水来源（脾）。是否有稳定的水液注入，直接影响到河流中水液（人体内津液）的多少。若是在短时间内有大量的水液注入河道，也会导致某个河段中水液的蓄积。

第三是河道网络（三焦）。河流的各个分支，以及分支下游的湖泊等，是调节整个生态圈中水流储存的重要系统。如果河流的分支堵塞（三焦不利），会直接导致河流的水位上涨，甚至出现洪灾。

第四是入海口（肾脏）。入海口是河流的终点，如果堵塞（肾脏开阖失司），河水同样会在上游蓄积。

这下，大家应该明白了。"河流"模型的终点，是胞宫这块农田，而"水域"模型的终点，是肾这个入海口。其实"河流"模型可以说是"水域"模型的一个小的分支。"水域"模型囊括了人体全部的津液、血液运输网络，可以用来解释几乎所有的津液和血液相关疾病。对于月经病，我们需要专病细论，如果也用"水域"模型，会显得大而无当；相对地，"河流"模型细小精巧，正好用来解释月经相关疾病。

我们回到张女士的肾病上来。张女士的水肿有什么特点呢？遇到感冒就加重。这是为什么呢？感冒是外感疾病，和水域生态的气候环境（肺）密切相关。大家可以试想，当外感病邪入侵的时候，就如同在河面上刮起了狂风暴雨（肺宣发肃降失常），瞬间就能将河道的正常运行扰乱（肺主行水功能失常），引起水肿。更有甚者，恶劣的天气环境甚至导致了泥石流、山体滑坡（湿浊之邪）、堵塞甚至摧毁河道。现代医学已经证明，相当一部分肾病的引起、复发和加重，是由于免疫复合物在肾小球内沉积，破坏了肾小球的滤过屏障所导致的。而这一部分免疫复合物的来源，就是上呼吸道黏膜的感染。从中医学上来讲，这就是肺脏本虚，卫外不固，抵抗外邪的能力下降，导致外感湿邪入侵体内，破坏了人体内的正常水液代谢。

从症状上来说，许多肾病患者也有消化道的问题，如呕吐、便秘、腹腔积液等，比如张女士就有便秘、食欲不振的症状，这和脾胃气虚不无关联。从"水域"模型上来讲，这就属于河流本身运行的速度减缓。这可能是多种原因导致的，比如水流的来源不稳定（饮食失节）、太多泥沙的沉积和阻挡（湿浊阻滞）等。

还有最重要的，那就是肾脏本身的问题。河流的入海口，由于各种泥沙的沉积、破坏逐渐堵塞，就如同肾脏受病邪的影响，气化失司，开阖失常，不能正常排泄水液，自然也会导致身体内水液的蓄积。因此，我们的治疗方案要和人体的肺、脾、肾结合起来，不能单独治疗肾脏。

如果大家问我什么是影响肾脏病的最关键因素，我的答案是：湿浊之邪（泥沙）。湿浊之邪贯穿肾脏病的始终，它可以是始动因素，因为泥沙的堆积会导致水肿；也可以是病理产物，因为水液的蓄积会使本来随水液代谢走的泥沙慢慢沉淀。

　　湿浊又易于和热邪相合。一方面，湿热之邪导致肾病病程长，疾病缠绵难愈；另一方面，湿热之邪往往阻滞气机，更加损伤脾肾阳气，导致机体的功能进一步下降，并且产生其他病变，如浊毒、血瘀、痰浊等。至此，人体就好比一条满是淤泥阻滞的河流，越是不疏通淤泥（有形病理产物），就越是没有活水输进来（气机恢复）；越是没有活水输进来，淤泥就堵得更严重，形成恶性循环。

　　根据我上面的分析，大家也应该明白了，以张女士为代表的肾病患者，他们最主要的问题就是身体本虚（疲劳乏力），导致外界的湿浊之邪入侵体内，造成周身水域运行受阻，泥沙堆积，病理产物蓄积，最终出现上焦（易感冒）、中焦（便秘、食欲不振）、下焦（水肿、脉沉弱、小便淋漓不尽）的复合症状。因此治疗的关键在于补虚以治疗疲劳，增强抗御外邪的能力，同时消除水域内的泥沙（病理产物）。

　　特别要注意的是，肾脏病不能一味蛮补，亦不能峻利。蛮补则滋腻碍胃，阻碍气机流通，导致病理产物堆积得更加严重；峻利则容易导致身体本虚更加严重。因此治疗肾病，关键在不独治疗肾，也不独补肾。一方面要补，增强机体正气；另一方面也要泻，祛湿活血利水，减少病理产物堆积。

　　如何补益以增强机体正气？选用党参、黄芪、炙甘草健脾益气。

如何泻浊以祛湿、活血、利水？祛湿首重温阳之药，当"以温药和之"。选用肉桂、干姜、附子、独活、羌活以温阳祛湿；活血则用川芎；利水用茯苓。特别要注意的是，减少体内的泥沙，尤其注重"推一把"，即使用少许理气药物，推动泥沙的消融。在这里使用少许枳壳、桔梗。在方中，还应加入狗脊、桑寄生、鹿衔草、川断四味补肾，并在补肾的同时兼顾泄浊排毒，并不蛮用地黄、山萸肉等专攻补肾的药物，以免滋腻。

　　由于肾病是慢性疾病，很难在短时间内取得特别明显的疗效，因此为张女士开具处方后，要求她吃完药后在当地继续抓药，每1～2个月复查一次生化全项，看血肌酐的变化情况再来复诊。

　　2个月后，张女士复诊，拿出生化化验单，血肌酐下降了104μmol/L，而且自述精力明显变好，水肿症状亦减轻。

　　通过这个医案，大家可以看到，肾脏病的发生、发展和身体的多个脏腑以及多种病理产物有关，并不是单独依靠"补肾"就能解决的。治肾（病）的关键，就是在于不（独）治肾。

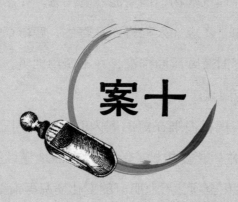

案十

望子成龙莫过度，孩子身心要保护

根据我个人在门诊中的经验，现代儿科疾病的特点已经逐渐和古代儿科疾病有所区分。古代的儿科疾病，要么是由于小儿寒温不适引起的一些肺系疾病，如感冒、咳嗽；要么是由于父母喂养不当引起的一些脾胃系统疾病，如疳积、泄泻等。但现在，由于科技的发展和医学知识的不断普及，家长们也逐渐开始重视对儿童的防护、喂养，上述疾病也随之减少；反之，精神类疾患或心身疾病却在儿科疾病中不断增多。这一现象既在意料之外，但好像又在情理之中。

学习压力的增大、父母期望的过高、精英教育的推行，这些因素都给生活在现代的孩子们造成了在古代根本无法想象的心理压力。在我的门诊中，甚至有小学一年级的孩子因学业压力而得病。初中、高中因每天学习到深夜而患病不断、屡治屡患的孩子更是比比皆是。更有甚者，许多家长带着孩子来复诊，因治疗后症状不减轻而质疑医生医术和药效，询问患儿作息，答："每日做功课到一两点。"看着父母急迫的眼神，我也只能为孩子扼腕叹息。

那么，如果孩子还在上学期间，年纪轻轻就得了神经系统或精神类的疾患，家长到底应该如何来做呢？我们先看一个医案。

在接诊患者王明（化名）前，王明的妈妈就先通过医助提醒了我：小王有精神类的疾病，希望我不要刺激他，以免引起发病。由此可见，小王的疾病给其家庭带来了多大的心理负担啊！而等到小王在父母的陪同下走进诊室，我才明白，这个体型瘦高、沉默寡言的 13 岁男孩，并不像其母亲描述的那样，是个任性妄为的青春期男孩，正相反，小王其实是一个因疾病而压抑自我的孩子。

在诊室里，小王和他的父母轮流向我介绍起病情。原来，在 2 天前，小王出门和同学玩耍时，突然出现了意识不清的症状。自此之后，小王就变得沉默寡言，老觉得身体内有相反的人格在同他激烈对抗，而且意识不清的症状间断发生，没有规律。在平时的生活中，小王也会觉得疲劳、心慌、心悸，有时也会觉得手麻、手抖。

我要求小王张开嘴，观察舌象。小王的舌色就如同他的脸色一般，是黯红色的，并不明润。我又把了小王的脉象，只觉指下仿佛有一条极细的琴弦在搏动，而且速度较常人为快。这是弦细数之脉。

　　在收集完舌脉信息后，我没有立即开方，而是先向小王的父母询问小王的每日作息时间，得到的回答是：小王每天学习到深夜才休息，第二天早上6点就要起床上课。

　　我暗叹一口气，向小王的父母提了两个要求："我知道现在的小孩学习压力都很大，但是要想把这个病治好，除了吃药以外，还有两个必不可少的条件：一是一定要早睡，晚上11点之前就要入睡；二是晚上8点以后就不能再接触手机。请你们务必配合做到。"小王的父母连忙答应下来。

～～～～～～～～～～～～～～～～～～～～～～～～～～～～～～～～

　　看到我和小王父母的对话以及给他们的解释，各位读者应该能明白小王疾病的来源了。没错，就是学业压力过大，劳心耗神，休息时间不足。小王体格瘦长，按中医体质学说来分，属于木型人，体质易阴虚。根据睡眠专用的"锅炉"模型，阴虚之人"冷却"锅炉的能力不足，收纳阳气的能力亦不足，就会导致锅炉被动持续"加热"，阳不入阴，引起失眠，一方面晚上会睡不好觉，另一方面白天也容易疲劳、受惊。而小王迫于学业压力，更是每天学习到深夜，不断耗散自己的阳气和阴津，导致身体虚弱，为其发病埋下了祸根。

　　很多患者都问过我："在中医中，思虑过度损伤的到底是什么脏腑呢？"大家有没有听过一个成语，叫"劳心伤神"？没错，思虑过度首先会影响心脏和心神。此外，五行学说认为，脾主思虑，思虑过多也会损伤脾脏。这又该如何解释呢？其实用"水域"模型和"发动机"模型都可以解释这个事情。人在一段时间内，一直思考一件事，人体内的气就会停止不动，这叫"思则气结"。气机是以不断运动为佳，如果气机停滞了，那我们的"河流"里就会堆积泥沙，"发动机"里就会出现积碳，"发动机"不转了，脾的功能就弱了，这就是"思伤脾"。"河流"因为泥沙的堆积，水流速度减缓了，心脏这块"农田"受到的滋润就减少了。而心神需要血的濡润才能调控人体的生命，滋润少了，心神自然觉得疲惫，这就是"劳心伤神"的由来。

大家知道，河流里泥沙的堆积，起初往往被人忽略，但却会导致极为严重的后果。因为泥沙的堆积，反过来又导致河流流速减缓，使更多的泥沙堆积下来，形成恶性循环。这就如同小王体内，由于"思则气结"，气机郁滞则津液停滞，形成痰湿（泥沙），痰湿堆积在全身经络中（泥沙沉积），进一步堵塞全身气机流通（河流流速进一步减缓）。因此小王日益疲惫，精神不佳。气行则血行，气不行自然血液瘀滞（泥沙进一步堆积）。因而我们能看到，小王的面色、舌象都是黯红色的，而血瘀又可以进一步阻滞气机和血液循环，最终导致恶性循环。

如果要问我小王两天前为何会突然发病，我也可以从小王的脉象（弦细数）中给出答案。弦脉表示病位在肝，因为肝胆是人体的气机枢纽，仿佛一台空调，调控着全身上下的气体流动。而细脉代表血虚，数脉代表体内有热。小王本身就是木型人，体质阴虚，再加上思虑过多，耗伤心血，导致阴虚火旺。"阴虚火旺"的患者是非常痛苦的，他们一方面因为"虚"而觉得身心疲劳，一方面"火旺"又推动他们不断前行，这种矛盾的状态让他们愈发疲惫不堪。很多这类患者，在精神高度紧张时，往往不表现出症状，但在休息、放松时，反而会突发起病。因此，在小王要出去和朋友玩耍时，心中的压力突然放松下来，就如同河道上突然出现一个缺口，已经淤积了多年的河水瞬间喷涌而出，从而猝然发病，丧失意识。

让我来总结一下小王的病机，属于虚实夹杂。虚以阴虚、血虚为主，和小王的体质有关，也和思虑过度、劳心伤血有关；实则主要以气机郁滞为主，导致了痰湿、瘀血等一系列病理产物的产生。

小王的病机如此复杂，那要如何治疗呢？对于小王这样气机阻滞、病机复杂的患者，首先要做的就是打通人体气机的枢纽，让全身之气重新流转，这样人体的正气才能恢复，自我修复功能也能开始运转。而人体的气机枢纽共有两个中心。第一个是肝，它是人体这个房间的"空调"，能够直接影响房间内的空气流动；第二个是脾胃，它是全身的"发动机"，通过调控脾胃，也能使气机重新流通。

针对第一个枢纽"肝"，我使用大剂量的柴胡来帮助"空调"调畅气机。柴胡本身就具有极强的疏肝解郁的功效，用来治疗"思则气结"再好不过，配合黄芩能更好地起到和解表里的作用。针对第二个枢纽"脾胃"，我运用黄连、干姜。为什么用这两味药呢？和肝脏这台"空调"本身就能调控气机不同，脾和胃之间需要互相配合才能起到调畅气机的作用。如何配合呢？脾是主升发的，要升提中气，就要用辛味药物增强它的升发之性；而胃是主通降的，要排出糟粕，就要用苦味药增强他的通降之力。干姜辛温，黄连苦降，互相配合，辛开苦降，使脾胃这台发动机运转起来；细辛这味药，《神农本草经》记载能够"通九窍"，在这里也可以加入；在通畅气机的基础上，针对痰浊和瘀血等病理产物，使用桂枝、党参、茯苓、大枣健脾益气、化湿降浊，酒大黄化瘀通经，同时，党参、大枣还能补益气血，治疗阴虚之证；再加入龙骨、牡蛎重镇潜阳安神，对症治疗。小王的症状有间断发作的特点，如同风邪善行数变，在中医中归类于风邪致病，因此用石决明、菊花镇肝息风，防止病情再发。

　　此方即为《伤寒论》中有名的经方——柴胡加龙骨牡蛎汤。本方以小柴胡汤去炙甘草，加龙骨、牡蛎、桂枝、茯苓、铅丹、大黄组成。原书中，柴胡加龙骨牡蛎汤主治"胸满烦惊"，和小王的症状非常相似，在这里就是用了经方特有的"方证对应"思想，针对小王这个证，直接在柴胡加龙骨牡蛎汤的基础上加减而用。

　　1周后，小王在父亲的陪同下前来复诊。最让我印象深刻的是，这个上礼拜还沉默寡言、压力巨大的男孩，这一天在诊室内外都不断地露出笑容。虽然他的脸色也变得明亮了许多，但仍偏黄。我询问小王是否还有上次就诊时的一系列症状，小王均予以否认，并且表示精力得到了明显的改善。

通过小王复诊时的神态表现以及对病情的描述，可以发现小王的气机调畅了，许多病理产物也被清除了。小王从沉默寡言变得乐观开朗，仿佛换了一个人似的。接下来，就要针对小王面色萎黄等剩余症状所提示的"肝郁脾虚"的疾病"夙根"进行治疗，缓缓图之，从根本上改善小王因长期透支而耗伤的身体状况。在前方的基础上，我减少了柴胡、石决明等通畅气机、镇肝息风的药物，增加了补益脾胃、补气养血的药物，如白术、当归、川芎，这和中医理论中的"治风先治血，血行风自灭"有关；同时还用防风、桔梗等增强卫外的力量，防止"外风引动内风"致使病情再次发作。

此方为《金匮要略》中的名方"侯氏黑散"。"侯氏黑散"原方共有菊花、白术、细辛、茯苓、牡蛎、桔梗、防风、人参、矾石、黄芩、当归、干姜、川芎、桂枝等14味药物，种类繁杂。方中的人参、白术、茯苓、干姜为治脾胃名方理中汤的变方，内蕴调脾胃、化水饮之意；当归、川芎为四物汤之半，意在养血、活血、通络；菊花、黄芩是全方重点，仿小柴胡"柴胡、黄芩"之意，功专平肝阳，息肝风；防风、桂枝、细辛、桔梗可以祛风解表、温通经脉；龙骨、牡蛎重镇潜阳。这些对于小王这样肝脾俱病、病机复杂的患者尤为适合。

在此次复诊以后，小王再也没有前来复诊，倒是小王的父亲为我的医术所惊叹，开始定期在我诊所治疗肩膀疼痛等疾患，这是后话了。

~~~~~~

大家可以看到，本质上，小王从起病到发病，离不开的两个病因，即疲劳过度、压力过大。许多家庭"望子成龙、望女成凤"的心愿诚然迫切，但也要做到因材施教，以孩子的身心健康为重，量力而行。

愿全天下的孩子都能快乐地成就自我，并在成就自我的同时找到快乐。

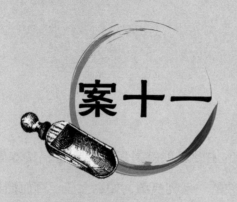

案十一

中医减肥招数奇，
气机通畅痰湿去

代谢综合征的主要表现就是肥胖、超重，其本质是人体因代谢紊乱所导致的一系列疾病，如高血压、高血糖和血脂紊乱等。

在我的门诊中，经常有中年男性前来要求治疗"代谢综合征"，因此我的门诊也一度被称为"减肥门诊"。我往往对他们提出三个要求：一早睡；二减肥；三戒烟酒。

许多患者因多年不健康的作息习惯，听到这三个要求后面露难色，特别是对于"减肥"这个要求，更是立刻向我大倒苦水，哭诉那么多年的健身房训练、节食等都无法将体重减下来。我认真跟他们说，只要按照我说的做，保证能减下来，而且速度绝对不慢。患者往往将信将疑地带药回家，一两周后面带笑容走进诊室，诉说中药的神奇。也许你要问："中药真的有这么神奇的作用吗？"不信？我们来看如下案例。

　　甄鹏（化名）先生第一次来我的门诊时，仅以"鼻塞"作为主诉。但在就诊过程中，我发现甄先生说话时停顿较频繁，且两额出汗较多，显得心事重重、犹豫不决。经过我的再三询问，甄先生才说出了他的担忧。因母校举办"毕业生回校庆典"，甄先生作为联系人，在联系同学时发现了一件奇怪的事情，那就是很多身边的好友，在五十岁左右时，都因为心脏的问题去世了。甄先生最近也出现了胁肋部胀满难受、胸口憋闷等异常感觉，而且他体型较为肥胖，既往有脂肪肝、高血脂的病史，平时喝酒也较多，因此才前来看病。

　　在询问完病史后，我先看了看甄先生的舌象：舌质黯红，舌上覆盖着一层黄色的舌苔，如同豆腐渣一般，这就是黄腐苔。我又把了甄先生的脉，只觉左右手的脉象有所区别：左手脉中部脉势汹涌，脉力较大；而右手脉中部正好相反，脉势疲软，脉力较小，脉位较深。这说明甄先生左脉洪，右脉弱。

　　最后，我向甄先生提出了那个不变的要求：早睡，晚上10点钟左右就要睡觉，然后把烟和酒戒了。甄先生连忙点头表示答应。

在说到肥胖的治疗之前，我们先来看看甄先生身体的问题到底出在哪里。如果从西医上诊断，甄先生的疾病属于"代谢综合征"是无误的。那什么是"代谢综合征"呢？随着人体的衰老，人的各项功能衰退，新陈代谢能力也在不断地减弱。就好比我们平时吃两碗饭，人体就能消耗两碗饭。然而到了五十岁，虽然饭量还是那么大，但身体的消耗能力却大不如前，只能消耗一碗饭的能量了。那么剩下一碗饭的能量去了哪里呢？它们就留在身体里，化为糖分、化为脂肪、化为动脉上的斑块……

这下大家明白了，"代谢综合征"的本质就是人的消耗能力跟不上了，人体摄入的多余热量堆积在体内，成了废料。如果用治疗脾胃病专用的"发动机"模型来解释，那就是人体脾胃这台发动机的效率随着使用时间的增加而不断下降。以往能够推动汽车运行的汽油，由于发动机运转效率下降，不能得到有效利用，转化为积碳、油垢，反过来阻碍了发动机的运行。

发动机效率的下降，就是中医所讲的脾虚。脾虚则运化无力，不能把汽油都转化为能量，输出给全身。无法被利用的汽油留在了汽车内，形成痰湿（积碳、油垢）。为什么我知道甄先生体内痰湿盛？因为古人云"胖人多痰湿"，而甄先生体型肥胖。另一方面，脾虚则气少，输出不足，外邪就容易入侵，因此甄先生经常鼻塞；甄先生还喜欢喝酒，喝酒就等于引入湿热之邪，更加导致脾运化功能失常，造成疾病的加重，因此甄先生的舌苔黄腐，是脾胃有湿热之象。久而久之，体内的痰湿阻塞了血管，导致血流不利，形成瘀血，而甄先生总觉得胸部憋闷疼痛，且舌质黯红，这些都是瘀血的征象。

甄先生为什么总会胁部胀满呢？胁肋是足厥阴肝经所过之处。从五行学说来讲，肝木克脾土，脾土虚弱，肝木就会相对显得更旺，因此甄先生总觉得胁肋部胀满不适，是肝气旺盛的表现。

我们再来看看甄先生的脉象。左脉中部即左关脉，左关脉候肝，肝脉洪，这是肝木旺盛的表现；而右脉中部即右关脉，右关脉候脾，脾脉弱，这体现了脾土的亏虚。显然，甄先生的脉象也和我们所分析的病机相一致。

现在大家明白了，甄鹏先生的疾病，就是由于脾胃虚弱，致使痰湿内生，同湿热、瘀血一起堆积在体内，久久不化所导致的。

那么甄先生的疾病该如何治疗呢？甄先生的身体就像一台锈蚀的发动机，管道里堆积了大量的积碳、油垢。就算你这时使劲地往里面添油，用力去发动它，难道就能让这台发动机好好运转起来吗？这当然是无济于事的。我们首先要做的，就是把甄先生体内的"积碳""油垢"祛除。

祛除这些病理产物的秘诀在于什么呢？四个字，"通畅气机"。有人问："什么是气机？"气机就是气的运动方式。气可以向上、向下运动，也可以向里、向外运动。为什么要从气机着手呢？因为痰湿、湿热这些病理产物是有形的，要消除这些有形的病理产物，如同搬动一座高山，令人望而兴叹，所有人看到这么艰巨的任务都会低下头。这时就要鼓动大家的热情，调动大家的积极性，让大家心往一处使，这就是"通畅气机"。对于发动机来说，里面的积碳、油垢我们看不见、摸不着，但我们可以先从鼓风开始做起。年久失修的机器，或许里面真的锈蚀得非常严重，但如果能通风，里面的一些铁锈可能就会被风带出来，这会给修理工作带来很大的帮助。对于人体来说也是如此，如果全身的气机能够打通，痰湿、湿热、瘀血等有形的邪气，也能顺着气息的流转被排出体外。

现在我们知道了"通畅气机"的重要性，那该如何选择药物呢？这就要把目光放到肝上。肝就如同人体内的空调、排风扇，它的一个主要的生理功能，就是调畅人体的气息流转。而让肝这个排风扇运转起来的关键药物，就是柴胡。柴胡气味苦平，它的主要功效有三种，随着用药剂量的改变而改变。当用 5g 左右时，柴胡主要帮助脾胃升举阳气；当用 20g 以上时，柴胡是退热的良药；而当用量在 10g 左右时，柴胡主入肝胆，起到疏肝、解郁、理气的效果。大家注意，这里的郁不是"抑郁症"的郁，而是"气机郁结"的郁，因此在本方中，以柴胡作为主药。但是光用柴胡还不够，虽然我们有了柴胡这个"三峡大坝"总体调控全身这条河流的水运，但最好还是在上游（上焦）、中游（中焦）和下游（下焦）的一些支流上兴建水库、大坝，以起到辅助的效果，因此，我分别选用杏仁开通上焦，选用枳壳、枳椇子、砂仁运化中焦，选用泽泻、酒大黄通畅下焦，起到疏通全身气机的效果。

接下来，再针对甄先生的病机选择用药。甄先生体内有痰湿、湿热和瘀血。对于痰湿，选用法半夏燥湿化痰；对于湿热，选用黄芩、黄连配合葛根清热祛湿、解热生津；对于瘀血，选用丹参、芍药配合酒大黄活血。最后，我们不要忘了甄先生还有脾胃虚弱的本因，因此加上大枣、生姜固护脾胃，化生气血。

~~~~~~~~~~~~~~~~~~~~~~~~~~~~~~~~~~~~~~~

1周后，甄鹏先生复诊，口述鼻塞减轻，右胁部胀满感也减轻，但是胸口仍疼，且容易出汗。观舌象：舌色淡红，苔不腻。把脉：脉沉弱。

~~~~~~~~~~~~~~~~~~~~~~~~~~~~~~~~~~~~~~~

经过1周的治疗，可以看到甄先生的许多症状都减轻了，这说明通过调整气机，他体内"发动机"里的积碳、油垢已经减少了很多。但如果只是祛除这些病理产物，不补充能量，发动机依然无法运转，而且日子久了，可能又会产生新的积碳和油垢。因此在第二次治疗时，我们应该增加补益脾胃药物的使用。第二次治疗时，我主要选用党参、黄芪、白术以健脾益气，选用黄连、陈皮、半夏等加强升降中焦，使脾胃运化功能正常，则湿浊自化，不再过分追求疏肝理气的效果；再用茯苓、泽泻利小便祛湿，用防风、羌活、独活增强解表卫外功能，减少出汗，用桂枝、丹参、瓜蒌、薤白解决甄先生的心脏疾患以及胸痹心痛问题。

1周后，甄先生第二次复诊，口述2周体重减轻2.5千克，基本症状都已消失。

实际上，甄先生并不是唯一一个在我的门诊通过中药减肥成功的人。也许有的人会说："这甄先生2周才减了2.5千克，也不算多啊。"确实，比起很多通过严格控制饮食再加上大量运动来减肥的人来说，2周减重2.5千克的确不多，但是，大家请仔细观察上面的医案。我在医嘱中并没有要求甄先生做到控制饮食和运动，只是让其早睡和戒烟酒，这样的减重效果，难道不令人惊喜吗？

而在我的门诊中，这样的案例不胜枚举。其中减得最快的，是我所在诊所的一名职工，一个苦于肥胖多年的姑娘。在没有任何节食的情况下，她用中药 5 周减了 11 千克。

各位读者看到上面的医案应该就能明白，对于减肥，最重要的是调整气机，然后健运脾胃、祛除体内的痰湿等病理产物。只要脾胃这台发动机开始正常运转，你吃下去的东西就能正常消化；如果脾胃运转不正常，食物无法被完全消化和运化，就会变成废物堆积在你的身体中，你的腰围就会增大，体重也会增加。我们不需要强烈控制饮食，不需要剧烈运动，只要将脾胃这台发动机调好，将人体恢复到平衡的环境下，体内的废物自然就会被分解，吃下去的食物也能被消化完全，这就是中药减肥的奥秘。

各位读者，减肥的理想结果，必定是人的身心愈来愈健康，以损害身心健康为代价换来的减肥是不值得的。

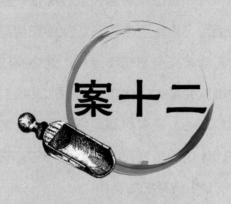

案十二

焦虑郁怒致怪病，
养生首重在养心

在现代社会，随着生活节奏的加快、生活压力的增大，许多人的情绪总是处于不稳定的状态。可以说，现代人的疾病，大部分是由情绪所引起的，都是"身心疾病"。在本书中，我也记录了许多身心疾病相关的医案，如失眠、消化系统疾病、精神疾病、代谢相关疾病等。

在患者就诊的过程中，我非常重视对情绪、心理方面的诊查。不论患者因何主诉就诊，我都会问一句："最近情绪如何？"许多患者从一开始的不解，到喝药后症状和情绪双方面的改善，最后开始逐渐理解，为什么单单一个情绪的波动，就能引起那么多身体上的毛病。

许多患者或由于久病成医，或由于平时学习了中医科普知识，能够认识到，确实有一些症状可以由情绪的波动引起，比如失眠、腹胀、呕吐、恶心等，但其实你的念头对身体的影响远比你想的更强大。

今天，我就要向大家介绍一个在大家的印象中和情绪完全不相关的疾病。而且对于这种疾病，许多女性患者，特别是中老年女性容易反复发作。请大家先看以下医案。

～～～～～～～～～～～～～～～～～～～～～～～～～～～～

陈珍（化名）女士第一次来到我的门诊就诊时，她一进门我就注意到，她的身形比同龄人更显得瘦长一些。这要么是由于陈女士勤于锻炼，要么就是和体质有关了。

待陈女士坐下后，我示意她介绍一下自己的病情和病史。据陈女士自述，她之所以来就诊，主要是想解决排尿的问题。她不仅每日排尿次数多，而且尿意一来就想立刻排尿，排尿时也总感觉小腹疼痛；此外，陈女士的小便颜色也较黄。

待陈女士说完，我先把了把陈女士的脉象，指下脉体紧张度较高，如圆珠滚动，这是滑脉。而且，陈女士的尺脉还强于寸脉。我又看了看陈女士的舌象，只见舌两边较红。

我问陈女士："是不是平时容易生气？而且生气的时候病情就会加重？"陈女士表示肯定。在之后的交流过程中，陈女士还透露，她受白天工作的影响，平日十分焦虑，晚上睡觉质量也差；同时她有过宫外孕史，妇科检查提示输卵管不通畅。

～～～～～～～～～～～～～～～～～～～～～～～～～～～～

陈女士患的到底是什么病呢？一般我们提到尿急、尿频、尿痛，很多读者都有这样一个认识误区，那就是认为凡是排尿的疾病，都是以男性为多。确实，由于男性独有前列腺这个器官，而且许多男性中年以后易发前列腺炎、前列腺增生等疾病，的确容易引起尿路的一些问题。

但是，女性就一定和尿路问题"无缘"吗？当然不是的。而且根据流行病学研究，20%的女性都有尿路感染，这恐怕大大出乎许多读者的意料吧。其实这也和女性的生理结构有关，尿道短、和外界接触面积大等因素，都容易导致许多外来的细菌等微生物滋生，引起泌尿系统疾病。

那么，这一类疾病在中医里叫什么呢？这类以小便淋漓不尽，甚则闭阻不通为症状的疾病，中医里称之为"淋证"。注意，就如同古代的"伤寒"和现代医学的"伤寒"不一样，此"淋证"也和现代医学所讲的"淋病"不一样，并不是一种性传播的传染病，而只是指排尿困难这一症状。

让我们再回到陈女士身上。陈女士的病又是怎么引起的呢？通过阅读上述病案记录，可能很多读者也意识到了，陈女士的尿路刺激问题可能和情绪有关。比如陈女士平时容易焦虑、生气，一生气各种症状就会出现甚至加重。而且陈女士紧张度较高，再加上舌边红的舌象，均代表疾病病位在肝胆，体内有热，肝胆热盛。但是，这个热又从何而来呢？

让我们继续一步步分析。首先，陈女士体型瘦长，为木型人，体质易阴虚。再加上陈女士年龄接近四十岁，《黄帝内经》有言："人年过四十而阴气自半。"说明陈女士确实有阴虚的体质本因。阴虚则火旺，人就会不自主地焦虑，遇到各种不顺心的事情，就如同被点着的炸药桶一般，更容易烦躁易怒。

中医五行学说认为，肝为刚脏，就如同古代的大将军一样，浑身散发着阳刚正直之气，百折不挠。如果一个人总是发怒，肝气总处于喷薄而发的状态，就容易肝气郁滞。在人体中，气虽然是无形的物质，但却是许多有形物质（如血、津液等）运行的基础。如同河流流速减慢，水中的泥沙就会沉积，化成淤泥一般，气一旦减慢运行，人体中的水液代谢也会减慢，水液停聚则形成病理性的"水湿"。水湿停聚在一处日久就会化热，形成湿热。这一大块名为"湿热"的黄泥，顺着水流被冲到了下游膀胱所在的地方。膀胱作为出海口，本身就容易堆积泥沙，"湿热"这块黄泥一到这儿，就停聚下来不走了，结果导致膀胱的水液流出受到了阻碍，反映在人体上，就是贮存尿液和排泄尿液的功能失常，导致了一系列尿路问题。一般人的尺脉较为沉弱，而陈女士的尺脉较寸、关脉尤为滑利，这就是湿热之邪在脉象上的体现。

总结下来，陈女士的疾病包括虚实两个方面。虚是阴虚，是陈女士的体质问题。实邪则包括有形、无形两个方面。无形之邪来自肝胆，由于肝气不舒导致气机阻滞，最终产生了湿热这一有形的邪气。

那么，该如何治疗陈女士的尿路疾病呢？我们还是从虚实、有形无形这两个方面来下手。阴虚这一体质问题，调理起来费时费力，要从长计议。当下我们应该把目光放在最令陈女士感到难受的尿路问题上，也就是以去除实邪为主——治标为主，兼顾治本。

如何治标呢？陈女士的疾病，主要由"肝火旺盛→肝气郁结→湿热下注→膀胱津液不通"这条病机链条串联，那么我们的治疗就要包括清肝火、调畅气机、清热利湿、辅助利尿这四个部分。清肝火，我们用著名的龙胆草。大家应该都知道清利肝胆之火的名方——龙胆泻肝汤，其中就用龙胆作为主药。龙胆大苦大寒，入肝胆经，既能清利肝胆实火，又能清利肝经湿热。调畅气机，我们用王不留行略疏肝气，再稍用一些肉桂恢复下焦膀胱气化，帮助小便排出；清热利湿，我们用一些甘寒、苦寒之药，如滑石、木通、泽泻、车前子，渗湿泄热，导热下行；辅助利尿，我们主要用一些味淡、平，具有利水渗湿效果的药物，比如猪苓、茯苓、白茅根、芦根。很多利水渗湿药都有一个缺点，那就是因其利尿药力过强而导致伤阴，因此我们选用白茅根、芦根，这两味药利水而不伤阴，非常适合陈女士这样本身阴虚的患者。

如何治本呢？陈女士疾病的本因就是阴虚，我们在方中加入阿胶、生地、当归，补血滋阴，用药少，用量小。由于我在方中大量使用了"通"药，如王不留行、肉桂等，因此稍用一些补血滋阴的药，也不会显得滋腻。

11天后，陈女士前来复诊，口述尿频等症状都已消失，但是现在有手脚凉、怕冷的症状，且平时仍易生气。我把了把陈女士的脉象，仍是弦脉。我又看了看陈女士的舌象，舌两边的红色已经消失了。

通过陈女士复诊的表现，我们发现，她体内的湿热之邪都已排出，舌不红了，泌尿系统的问题基本得到了解决。为什么这次又会出现手脚凉、怕冷的症状呢？这就是"气郁"的表现。由于陈女士情绪的问题，导致体内气机长久郁滞，如同在她体内结了一张密不透风的网。我们的身体如同一个锅炉，不断地产热供给全身。但是陈女士体内这张"气郁"结成的网，把锅炉产生的热量阻挡在里面，热量无法随着经络、血脉输送到全身各处，一些偏于体表、较为偏僻的部位就无法得到阳气的温煦，导致陈女士手脚凉、怕冷。这时就需要我们将治疗的重点从清利肝胆湿热、利尿渗湿转移到疏肝解郁、养血通脉上。

因此，在上方的基础上，我去掉了大量如龙胆草、泽泻、滑石、木通等清利肝胆湿热、利水渗湿的药物，加入了诸如柴胡、枳壳、香附等疏肝解郁、增强肝脏这个"排气扇"运转功率的药物，以恢复体内的气机流转。我又加入了白芍、川芎、通草、吴茱萸等药物配合当归，以养血通脉，帮助"锅炉"产生的热量随着脉道输送到四肢。最后，我也嘱咐了陈女士，平时要注意调畅心情，这样她的病才能完全康复。

9天后，陈女士复诊，不仅尿频的症状没有再出现，手脚凉、怕冷的症状也都消失了。陈女士不断地握着我的手，表达对中药神奇疗效的赞叹。

情绪在身体疾病中的作用，远比我们想象中的大。大家在平时的生活中，一定要调养好情绪。之所以我在门诊中一见到一些患者的神色，就能探知其性格、疾病，是因为心性本来就可以表现在人的面部。我认为，人的心性决定了人的性格，决定了人的气质、神色和状态。可以说，神色就是人心性的外在呈现。

"恬淡虚无，真气从之，精神内守，病安从来"，养心就是养生的最好方法。

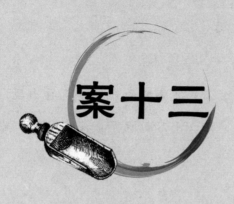

案十三

逆流而上发呃逆，
脾胃分开去分析

在门诊中，我经常和患者说这样一句话："现代人的脾胃病真是越来越多了。"

我们都已经进入小康社会了，按理说吃饱、吃得干净这些目标早就应该实现了，那为什么还有那么多有脾胃病的病人呢？

现代人的脾胃病基本由饮食习惯引起，比如工作原因导致的有一顿没一顿，比如因为个人饮食偏好肆食冷饮肥甘，自然会引发脾胃病。再者，情绪也会引起脾胃方面的问题，现代人焦虑和抑郁的情绪越来越严重，使中医学中"肝木克脾土"这一理论显现的范围越来越广泛。

然而，说起脾胃病，大家立刻能想到的，好像都是腹泻、呕吐、腹胀之类的症状。但实际上还有一种症状很容易被大家忽略，那就是呃逆，俗称打嗝。我们先来看下面这个医案。

周文强（化名）先生第一次来我的门诊就诊时，一进门就打了一个响亮而悠长的嗝，将我的注意力吸引了过去。落座后，周先生摆了摆手表示歉意，然后开始讲述他的病史：其实他此次前来就诊，主要就是想解决打嗝的症状。这个症状反反复复已经持续了十多年，每次打嗝他总觉得气管发痒，而且会有反酸烧心的症状；此外，周先生还有口气重、面部痤疮、腰腿酸软、晚上睡觉腿抽筋、怕冷等症状。

在听完周先生的病情介绍后，我先看了看周先生的舌象。周先生的舌体比较胖大，颜色也较常人更红。我又给周先生把了脉，指下血管较常人稍细，脉体较长，这就是细脉。

在我的门诊中，有不少患者和周先生一样，因忍受不了长时间、剧烈的呃逆而来就诊。呃逆，俗称打嗝，现代医学认为这是膈肌不自主地收缩或是痉挛所引起的。每个人都有打嗝的经历，偶尔因为饱食或饥饿打一两次嗝，也算不上什么问题。但像周先生那样打嗝十余年，接连不断，难以制止，甚至影响到了生活和工作，那就肯定需要治疗了。

中医怎么分析打嗝这个问题呢？这就要从之前提到、专门用来解释脾胃病的"发动机"模型说起。大家都知道，脾胃这台"发动机"位于身体的中心，它通过摄入油料（饮食）输出能量（气血）供给全身，使人体这台"机器"能够持续运转下去。

然而，输出能量并不是脾胃这台发动机的唯一功能。古人认为，脏和腑是有别的，有时候不能一概而论。脾是脏，它在"发动机"里承担的任务，主要是输出能量；而胃是腑，它在"发动机"里承担的任务，主要是排出废料。输出能量是由脾、心、肺等器官合作所完成的，主要是使气血向上、向外做布散运动；而排出废料是由胃和大肠所主导的，主要使食物残渣、糟粕向下运输以排出体外。

因此，古人这样总结脾胃的功能特点："脾气主升，胃气主降。"这就说明人体生命运行的根本在于脾胃这台"发动机"，而脾胃这台"发动机"能够长久运行的基础，在于合理调控脾脏和胃腑的气机升降，以做到：让脾运化食物后能顺利地向上输出气血，让胃承载食物后顺利地向下排出糟粕。

明白了这个道理，让我们重新说回打嗝。打嗝在中医眼里，就是"气向上太过"引起的。为什么气会向上太过呢？那还是要从脾胃这台"发动机"的功能说起。大家已经知道：脾脏输出的气是主向上的，而胃腑输出的气是主向下的。那么"气向上太过"的可能原因无非两点，一是脾脏输出的向上之气太过、太多了，气机主动呈现向上的态势；二是胃腑输出的向下之气太少、不足了，使得气机被动地呈现向上的态势。这两种可能是否都会在人体中出现呢？

其实我们分析一下人体就能知道答案。第一种可能，即"脾脏输出向上之气太过"而导致"气向上太过"，是不太可能出现的。为什么这么说呢？古人常说，"阳道实、阴道虚"，"实则阳明，虚则太阴"。这里的"阳道""阳明"指的都是胃腑，而"阴道""太阴"指的都是脾脏。这些话的意思就是脾脏病以虚为主，而胃腑病以实为主。既然脾脏病以虚为主，那就是说，绝大多数脾脏病都是以"向上输出气血"的能力不足为主。老百姓们常说的"脾虚"，就是指脾脏功能低下、输出不了气血的意思。大家都巴不得脾脏输出向上的气多点才好呢！因此，脾脏功能亢进导致"呃逆"，一般情况下不太可能发生。

既然排除了第一种可能，那么就只剩下第二种可能了，即"胃腑输出的向下之气太少"，导致气机无奈只能向上走。为什么胃腑输出的向下之气会少呢？我在上文已经说过，胃腑的功能是向下传递糟粕，那如果向下传递糟粕的通道堵塞了呢？而且"阳道实""实则阳明"告诉我们，胃腑下面就容易堵。一旦堵了，胃所主导的下降之气就下不去了，无奈只能"逆流而上"，向上冲击喉咙，发为呃逆。古人也因此给呃逆的病机做了一个形象的总结，那就是"胃气上逆"。

当然了，胃腑容易堵确是事实，但到底被什么东西堵住了，这还要"具体问题，具体分析"。

　　我们来看看周先生的呃逆是怎么引起的。周先生主要想解决的是呃逆、口气重、反酸这三个症状。这三个症状的原因其实是一样的，都是"胃气上逆"。呃逆我们已经在上文分析过了；口气重和反酸，则是由于胃腑中的糟粕之气以及胃酸顺着胃气而上逆，因此患者能感受到口中异味以及酸液上涌。舌色红和反酸还提示我们，周先生的病可能和胃热相关，因为热邪扰动胃腑，"火性炎上"，也会引起反酸、呃逆、咽喉部发痒等症状。此外，周先生的面部满是痤疮，也提示他体内有湿热，湿热上泛肌肤，阻塞了毛孔，毛孔分泌的油脂不能正常排泄，这才导致了痤疮的出现。至于腰酸、腿易抽筋，这是肝肾亏虚、筋骨痿软的表现。周先生的脉象是细脉，细脉是肝阴不足的征象。胖大舌以及畏寒的症状暗示周先生还有脾虚湿盛的问题，脾虚则阳虚，"锅炉"的热气不足，因此机体会畏寒。

　　总结可知，周先生的病机以中下二焦为主。中焦脾虚而胃热，特别是湿热较重；下焦以肝肾亏虚、阴虚火旺为特点。而呃逆极有可能是因为热邪阻滞了胃腑，导致腑气不通，胃气应降不降，转而上逆所致。热邪从何而来呢？我们发现，周先生是"肝胃同病"，既有肝脏的问题，也有胃腑的问题，而胃土容易被肝木所克制，因此胃火很有可能是从肝火侵袭而来。也就是说，周先生是一个肝肾阴虚，阴虚火旺，肝木克胃土，导致脾虚胃热而呃逆反酸的患者。

　　由于周先生的主诉是呃逆，因此我首先针对中焦的病机来治疗，下焦肝肾亏虚的症状暂且不表，从长计议。那这种因为胃热而导致的呃逆应该如何治疗呢？张介宾在《景岳全书》中说："热呃可降可清，火静而气自平也。"针对周先生的病机，我们的治疗方法就是一降一清。降，降肝胃热而导致的上冲之气；清，清利因脾胃虚弱产生，又和热邪搏结的湿热之邪。

　　首先，我们选用能够清肝胃之热的黄连作为主药。有的读者可能会问："黄连不是主要清心火吗？"是的，这里就用了一个中医五行理论的小技巧。大家知道，五行理论的顺序是木火土金水，肝木的下一位便是心火，中医里将这种关系称为"肝为心之母，心为肝之子"。如果肝得了实病，容易传给心，这就是"母病及子"。对于已经发生或是将要发生的"母病及子"，中医推崇"实则泻其子"，即不治肝火之已病，而是借清心火来降肝火，形成借力打力，这也是一种"治未病"的思想。黄连既可以清心火以降肝火，同时主入胃经，也可以降胃火，标本兼顾，对肝火犯胃的呃逆、反酸尤为适宜。

　　黄连虽好，但毕竟是苦寒之药。我们要另外选用一味药物，既能放大黄连之效，也能佐制黄连苦寒之弊。这就要求我们选用一味兼具辛、苦、温之味，又能主入肝、胃经的药物，它就是吴茱萸。吴茱萸味辛入肝以散肝热，味苦助黄连降逆止呕之功，味温佐制黄连苦寒之弊，又主入肝、胃经。

在这里选用吴茱萸，还有一个考虑。古人认为，嗳腐吞酸多为胃中"饮邪"作祟。清代温病大家叶天士有言："饮停必吞酸，食滞当嗳腐。"胃中有水饮，就会导致反酸，因此专用吴茱萸温胃化饮。

好了，"降"这部分选完药了，接下来再针对"清"选药。清，主要是清湿热。我们选用茵陈、泽泻、黄柏以清下焦肝肾的湿热，再选用荷叶、连翘、白鲜皮、蒲公英清中焦脾胃的湿热。脾胃湿热的源头是脾虚，因此也不能忘了对脾虚的治疗。选用干姜、乌药两味苦温之药温暖中焦，可恢复脾脏功能。上面这些药物看似齐全，但药力较为专一，绝大多数都是苦降、苦燥之药，因此我最后加入一味苏梗宣肺，一味百合甘润，使全身气机、津液得以流动。

11日后，周先生复诊，口述打嗝、口气、反酸均明显减轻。此外，周先生的精力变好了，脸上的痤疮也减少了。仍存在的问题是仍有腰酸，且腿易抽筋，易腹泻，大便发黏。

周先生的复诊结果说明我们治疗的路子是完全正确的。还记得周先生的病机吗？周先生的病机包括两个方面，一是肝肾亏虚，阴虚火旺；二是肝木克土导致脾虚胃热而产生呃逆。在上次治疗中，我们使用了大量苦寒之药清肝火、胃火、湿热，而没有顾忌周先生肝肾亏虚的本因。因此周先生复诊时，呃逆、口气重、反酸、痤疮这些由肝火、胃火、湿热等"标实"的症状基本上解决了，但是腰酸、腿易抽筋等由肝肾亏虚这个"本虚"所导致的症状仍未缓解。周先生在复诊时出现的腹泻、大便黏等症状，则是脾虚湿盛的表现。脾湿难去，肝肾亏虚本源难补，都不是短时间内就能解决的，因此有些遗留症状也是正常的，毕竟凡事都有个轻重缓急。

综上所述，周先生的这次病机可以用脾虚湿盛、肝肾不足来概括。我们治疗的侧重点也从清肝胃之火转移到了健脾祛湿、补益肝肾上。要健脾祛湿，就要用大量甘温、苦温的药物。选用大剂量甘草、炒山药、炒白术、干姜以补脾健脾，配合法半夏、薏苡仁、泽泻、羌活、独活、远志等苦、温的药物燥湿、利湿。要补益肝肾，就要参考六味地黄丸的路子，使用熟地、山萸肉、山药为主药，配合肉桂、吴茱萸、五味子，滋补肝肾，最后加一味枇杷叶，继续解决周先生面部痤疮的问题。

9天后，周先生第二次复诊，自述呃逆、口气重、反酸的问题均消失，而且腰膝酸软、腿脚抽筋的症状也减少了，大便则完全不黏了。正是中药的力量，帮助周先生的生活恢复了正常。

除了使用中药治疗以外，在平时的生活中，中医也有一些快速解除打嗝的"小技巧"，比如可以点按攒竹穴（在两眉内侧尖端凹陷中），也可以点按内关穴（在两小臂正中线上，距离手腕横纹2寸）。这两个穴位都有平冲降逆的功能，可以快速缓解呃逆症状。

"打嗝不是病，犯起来真要命！"顽固性呃逆给许多患者造成了工作上的尴尬和生活中的困扰，西医往往也没有什么好办法，而中医运用"降逆止呃"的基本治法，再根据病情变化应用不同方药，正确调理患者脾胃这台"发动机"的气机，很快就能解除患者的症状。

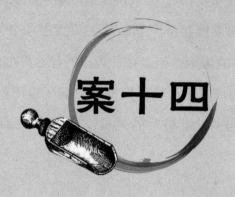

案十四

中风后遗舌根木，
补肾活血疗效固

面瘫，专业术语为面神经麻痹（为了照顾大多数普通读者，下仍称面瘫），对于绝大多数人来说，好像是个既遥远又可怕的名词。遥远是指这个病很多人都只是听说，却没有亲见；可怕是指得这个病的人因为面部肌肉瘫痪而口眼歪斜，视觉上呈现出一种恐怖的感觉。

实际上，这种病既不遥远也不可怕。不管是十几二十岁的年轻人，还是六七十岁的老年人，一旦身体虚弱，再加上受风等外来因素，得面瘫的比比皆是。而一旦得了面瘫，也不用惊慌失措，因为根据研究，面瘫自愈率高达 70% 以上。

当然，如果得了面瘫，也不要听信网络上所谓的"专家"说的"等它自愈就好"，毕竟谁也不想亲身试试自己是不是那 30%。面瘫是针灸科的优势病种。在面瘫的急性期（1 周以内）使用激素配合针灸可快速消肿消炎；恢复期（1 周～1 月）以针灸为主，配合汤药可恢复局部肌肉功能，绝大多数病人在这个时期都能康复，治愈率超过 90%。

　　然而，还是有少数患者，或因为体质虚弱，或因为未遵医嘱，导致在面瘫恢复期内没有完全恢复肌肉的功能，进入后遗症期（3～6 个月，甚至 6 个月以上），面部的肌肉有些已经开始粘连。此时针灸或按摩仍能起一定作用，但效果可能不明显或不能完全康复。

　　中药能为这类难治性的面瘫后遗症患者做些什么呢？请先看下面这个医案。

~~~~~~

　　60 岁的赵志正（化名）第一次来我的门诊就诊。其实早在赵先生来就诊的几个礼拜前，就有另一个患者替赵先生向我询问是否能治疗舌根发麻发木的症状，得到了我肯定的答复。因此这一天，一见到被家人陪同来看病的赵先生，我便直接开门见山询问了起来："你好，是不是经介绍来看舌根发木的？可以讲一下病情经过吗？"赵先生及其家属开始你一言我一语地对他发病的历史进行描述。

　　七年前，赵先生因为拔牙后受了凉，出现了面瘫的症状。当时，赵先生立刻在当地用针灸治疗，但面部肌肉的活动是恢复了，舌根发木的情况却一直存在：一开始是右边发木，自 2018 年种牙以后，左边的舌根也开始发木了。除此以外，赵先生吃饭睡觉、大小便都没有什么问题。

在听完赵先生的病情介绍后，我先看了看赵先生的舌象。赵先生的舌尖比较红，舌上的舌苔也比常人要少、薄。我又给赵先生把了脉，常人之脉的长度大约有普通人的三指宽，而赵先生的脉体长度则不及三指，这就是短脉了。

〜〜〜

如何分析赵先生舌根麻木的病机呢？我们还是先来逐个分析赵先生的症状。当我们对疾病束手无策时，从舌象和脉象入手是一种常见的分析方法。赵先生的舌尖红，舌苔较少，脉象则为短脉，这些征象都代表了什么呢？舌体的正常颜色是淡红色，当舌色偏于深红时，经常代表体内有热。赵先生的舌红是独舌尖红，舌尖代表了心脏的病位，因此赵先生首先有心火旺的病机。

其次，我们再来看舌苔。中医认为，舌苔的多少取决于人体内阴液的盛衰。如果一个人体内阴液偏衰，患者的舌苔就会偏薄、偏少、出现裂痕，甚至舌体光滑无苔，俗称"镜面舌"。如果一个人体内阴液偏盛，甚至水液聚集形成湿浊等病理产物，患者的舌苔就会偏厚、偏多，形成厚腻苔甚至腐苔。赵先生舌苔较少、较薄，表明赵先生体内有阴虚的征象。同时，阴虚也是中老年人的常见体质问题，一般都是年龄导致的肝肾阴虚，而赵先生的年龄（60 岁）刚好也在这一区间内。

看到这里，赵先生心火旺盛的病机来源就得以解释了。人体内的阴阳就如同太极一般，需要维持平衡。一旦阴阳平衡失调，就容易出现"此消彼长"的状态。人体内的阴阳在何处？《黄帝内经》说："水火者，阴阳之征兆也。"水，就是肾水；火，就是心火。一般来说，肾水上济心火，心火下暖肾水，人体内的阴阳就能平衡，这就是"心肾相交""水火既济"。而一旦一方出现了弱势，比如像赵先生这样的年龄，肾阴亏虚了，肾水就不能同心火相抗争，阴阳的平衡就被打破了。心火失去了制衡，变得愈发强大，这就是赵先生舌尖红——心火旺盛的来源。

再者，我们来看脉象。赵先生的脉象是短脉。中医认为，脉象的长短就如同河流下游的水流大小，取决于人体内血液的充盛程度。人体的血液永远是优先供应心、脑等重要脏器，可以视为河流的上游。中医把脉的手腕处，位于四肢远心端，是人体的"偏远地区"，可以视为河流的下游。很多年轻人在运动后，经常会有脉体变长、脉势有力的表现，这正说明他们体内气血旺盛，因此长脉于年轻人身上出现时并不一定为病象；而短脉正相反，往往代表了心气血亏虚，无力推动血行，导致气血不仅难以达于四肢，亦不能充盈脉道，就如同河流中的水液减少，河流下游的水平面自然会降低一般。为什么气血会亏虚呢？这还是和赵先生的年龄有关。

说完了舌脉，我们再回头来看看赵先生舌根发麻发木的本因。

大家知道，舌头是一个血运非常丰富的器官，按大白话来说，它就是一块能灵活运动的肉。舌头之所以能灵活运动，全靠血液的滋养、荣润。舌根麻木本质上是感觉减退、运动不灵活的一种表现，根本原因在于血虚不能濡养。中医认为"麻木"这种感觉同血虚有关，某个身体部位有麻木之感，那就代表此处失于血液的濡润了。大家可以长时间按压上臂，你会发现时间久了，小臂和手掌有麻木之感，这就是因为血液无法传导，小臂和手掌失去了血液的濡润。

总结一下，赵先生的疾病本质上是由年龄增大导致的肝肾阴虚、气血虚弱所引起的。肝肾阴虚，无法上济心火，导致心火上炎，因此舌尖红，苔少。气血虚弱，无法濡润身体组织，因此脉短，舌根麻木。再加上赵先生有拔牙、面瘫的经历，等于在牙、舌周围区域发生过多次"战斗"，正气不足，导致这些部位更易受到损害，患病后也不易康复。

如何治疗这个复杂的疾病呢？还是应该从肝肾阴虚的本因上入手。因此我先取六味地黄丸中的山药、山萸肉、熟地三味滋补肝肾之药作为主药，治疗赵先生肝肾阴虚的疾病。其中，熟地滋肾补阴，益精填髓；山萸肉补养肝肾，又因其味酸，能够涩精，延缓衰老；山药补益脾肾，通过养脾这一"后天之本"来补养肾这一"先天之本"。此三味药是老年人滋养肝肾、养身益寿的常用药物。

心火上炎如何处理？"心脏"是君主之官，心有热，中医不推荐直接清心火。更何况，赵先生的心火是由肝肾阴虚引起，并不是独心有火。那要怎么治疗呢？中医理论中，"脏"与"腑"互为表里，如同硬币的正反面一般关系密切。很多脏病可以通过治腑来解决，反之亦然，如便秘是"大肠腑"的疾病，但是可以用利"肺脏"之气，使用杏仁来治疗。这里，我们为了清心火，可以借清"心脏"之腑，即泻小肠的方式以代之。"小肠主液"，它的生理功能是吸收食物中的水分，然后经小便排出去。因此我在这里使用生蒲黄、茅根、芦根，借利尿以泻小肠。

此外，由于赵先生的心火很大程度上是由肝肾阴亏引起，这里我们也可以使心肾相交，水火既济，让阴阳重归平衡，来治疗赵先生的心火。我在使用熟地滋补肾阴的基础上，加入五味子收敛降火，加强补肾阴之效，再用巴戟天配合茯苓，将上浮之火重新引入肾阴中。此四味药结合，便是著名的"引火汤"，专门用来治疗肾阴虚、虚火上炎所致的口腔溃疡、咽喉肿痛等疾病，临床疗效较好。

最后，我又考虑到赵先生患病已久，虽然疾病以虚证为主，但是病史一长，难免体内会滋生病理产物。叶天士在《临证指南医案》中说："初病气结在经，久则血伤入络。"就如同河流枯竭以后，河道里满是沉积的淤泥、黄沙，血虚日久，也会导致瘀血的产生。因此在治疗上，我们还要兼顾"络脉瘀阻"，使用威灵仙通经络，配合僵蚕、全蝎这些虫类药物，舒筋、化瘀、通络。

～～～～～～～～～～～～～～～～～～～～～～～～～～～～～～

因赵先生家乡距离北京较远，复诊不易，他在服用完我开的药物后，自行在当地抓药。1个月后微信复诊，他口述舌体麻木的症状基本消失，舌头已能灵活伸展。

～～～～～～～～～～～～～～～～～～～～～～～～～～～～～～

通过上述案例，我们可以看到，中药在治疗面瘫的一大后遗症——舌根麻木时，究竟能做些什么。遇到这样的患者，首先可以根据舌脉，结合患者年龄，关注患者的体质。其次要注意到舌和心、血的关系，若存在心火亢盛的表现，可以用导赤散泻小肠以泻心火，或用引火汤引心火下潜肾水。若患者的病史较长，需要加入通络的药物。如此综合治疗，方能见到速效。

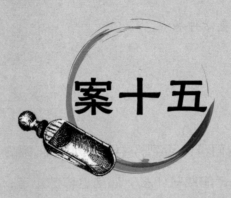

案十五

肩痛痹证邪正辨，
循经用药疗效现

许多经验丰富的中医医生并不是只能依靠问诊和切脉来收集患者的疾病资料。很多时候，当患者刚跨进诊室大门时，其面色、年龄、动作等信息，就已经将身体内部疾病的资料"泄露"给了他们。特别是年龄这一信息，往往能成为医生诊断患者病机的关键所在。

为什么年龄在疾病的诊断中如此重要呢？一般中医认为，儿童、青少年、中年人和老年人的体质各有其特点，而体质是决定疾病发病的重要因素，因此某些疾病往往集中在某个特定的年龄段发生。比如，儿童肺脾较弱，容易得感冒、积食；而青少年活力旺盛，肝火较旺，情绪波动激烈；中年人受困于生活及工作压力，患病多由情志抑郁引起，肝郁与脾虚并见，体内容易滋生痰湿、湿热、瘀血等病理产物；而老年人则肝肾易亏。这些都是中医医生分析疾病的常见切入点。

在这里，我借一则常见病的医案，向大家介绍如何去分析中年患者的病情。

~~~~~~

　　王建（化名）一开始是陪着他的儿子小王（案十）来看病的，在看到小王复诊疗效明显之后，他对中医的信心也随之大增，在诊治小王的过程中要求加号。王先生最想解决的是肩膀疼痛的问题，他左肩部疼痛已有10年历史，到现在每天晚上仍疼得睡不着觉。王先生试了很多方法，比如抹药、贴药膏等，都没有什么效果，现在每天依靠热敷才能缓解一点疼痛。除此以外，王先生平时因为应酬的关系喝酒比较多。他的脾胃功能也不太好，经常胃里反酸。

　　在听完王先生的病情介绍后，我先看了看王先生的舌象，只见舌的两边比较红，舌苔较为厚腻，如同一块豆腐。我又给王先生把了脉，只觉脉象坚搏弹指，紧张有力，这是紧脉。

~~~~~~

　　其实，因颈项部、肩部、背部这一大片肌肉、关节的病变，导致局部疼痛、活动不利因而影响生活质量的患者，在临床上比比皆是，尤其以中年人居多。为什么肩颈部疼痛的患者以中年人居多呢？很大一部分原因来自工作习惯。许多中年人经年累月坐在办公桌前，进行文书、计算机工作，颈项部、肩部以及背部这一大片肌肉无法得到有效的活动，导致关节不利和肌肉粘连。很多人熟悉一种叫肩周炎的病，它就是以肩关节周围广泛的肌肉粘连和大面积的疼痛、活动不利为特点。

在中医中，凡是以肢体筋骨、关节、肌肉等处发生的疼痛、酸楚、麻木或关节屈伸不利、僵硬、肿大、变形及活动障碍为主要表现的病证，都叫作"痹证"。王先生的肩痛明显属于痹证范畴。

王先生肩痛的病机该如何分析呢？在中医看来，许多疾病都可以从正邪力量的抗争这个角度去分析。对于痹证，我们可以借用外感病的"古代战争"模型来分析。人体得病，就如同古时候带兵打仗，自己的部队打不过敌人。战斗失利，无非两种原因，第一种是敌军并不强，可惜己方部队实在孱弱；第二种就是己方部队不算弱旅，无奈敌军更是骁勇善战之辈。用药如用兵，人体发生任何疾病，也无非这两种情况——一是正气弱，二是邪气强，而且临床上这两种情况往往互相掺杂，不可能截然分开。

为什么人体的关节、肌肉会疼痛呢？第一，保护自己的正气太弱。何为正气？中医学中，津液濡养肌肉关节。王先生一方面年龄较大，再加上生活及工作操劳，就如同过劳的发动机，功能不断减退，反映在机体上，就是阴精的减少。人体内的阴精包括血液、津液等，它的一大功能在于营养、濡润肌肉、关节。因此，阴精减少，关节肌肉失其濡养，是王先生关节肌肉疼痛的内因。汉代医圣张仲景在《金匮要略》中提及"痉病"时，连立三条："……发汗太多，因致痉。""……复发汗，必拘急。""……不可发汗，汗出则痉。""痉病"又是什么病呢？所谓"病者……颈项强急"，"痉病"就是以颈项及肩部这一大片肌肉拘急不适为主症的疾病，这些部位是不是和王先生发病的部位很相似？发汗即伤津液，属于阴精减少，也会导致肩痛。

第二，攻击此处的敌人太强。何为敌人？中医学中，痹证发病多和风、寒、湿、热之邪相关。这些邪气就是敌人。那么，王先生此病和哪些邪气相关呢？从他的症状、病史中我们可以略知一二。王先生舌两边红，舌红代表体内有热邪，热邪鼓动气血，造成舌红的同时，也会让脉跳得极快；红在舌两边提示病位在肝胆，这些情况说明王先生肝胆有热。此外，王先生舌苔厚腻，又饮酒较多。酒是湿热之物，频繁饮酒等于摄入湿热之邪入胃，湿热之邪上泛于舌面，就会导致舌苔厚腻。反酸烧心又说明什么呢？在"呃逆案"中我们讲到，反酸烧心是胃气不降，挟胃中酸液逆流而上引起的，再加上肩部位于手足少阳经的循行部位，因此我们可以认为，王先生的"敌人"和湿热有关。病位在何处？肝胃中都有。王先生的脉象为紧脉，紧主收引，反映了局部肌肉拘急不适的状态。

综上，王先生的病机既有正虚，也有邪实。正虚在于阴精亏虚，邪实主要为肝胃的湿热。

知道了王先生的病机，我们就可以开始治疗了。邪实祛邪，正虚扶正。祛邪需祛湿热之邪, 一方面清热, 一方面祛湿。热邪如火, 清热等同灭火, 可以用凉药。湿邪如河道中的淤泥, 祛湿之重在于加快河流的流速, 让死水变为活水, 淤泥自然会被水流带走。反映到人体上, 就是恢复人体气机的运动。清代著名温病大家吴鞠通有言"气化则湿亦化", 就是这个道理。

什么药物既能加快水流速度, 又能清灭肝胆之火呢? 辛味药能行气, 凉药能灭火, 这要求我们选用入肝胆经的辛、凉药物, 这就是柴胡了。20g 以上的柴胡, 既可以疏利肝胆之气, 也可以清热, 因此我们选用它作为主药。当然, 柴胡清热之力较强, 但是祛湿之力较弱, 因此我们要选一味专门能清肝胆湿热的药物配合它。我们可以选能入肝胆经、具有苦寒清热燥湿之力的黄芩配合柴胡, 起到专清肝胆湿热的作用。

除了肝胆有湿热, 胃中也有湿热。我们还是依照上面选药的套路。首先选一味入胃经的辛凉药, 我在这里选用葛根退热。接着选一味入胃经的苦寒药专清湿热来配合葛根, 我在这里选用黄连。针对"敌人"的四味药都选完了。

接下来我们针对扶正来治疗。扶正需滋养阴液, 山萸肉能滋养肝肾之阴, 大枣、炙甘草则能补益脾胃而生阴液, 葛根亦能上提阴液。这四味药功专扶正。

"初病气结在经, 久则血伤入络"。考虑到王先生患病已久, 体内难免会滋生瘀血。就如同河流枯竭以后, 河道里满是沉积的淤泥、黄沙，血虚日久，也会导致瘀血的产生。因此在治疗上，还要兼顾"络脉瘀阻"。在这里我选用姜黄、僵蚕。姜黄与黄丝郁金为同一植物的不同部分，姜黄为根茎，黄丝郁金为块根，但根茎的药力更加猛烈，可以入血破血消痛，加上僵蚕活络通经，可引药力直达深处经络。

最后，根据王先生的一些症状，又加入了枳椇子和苏梗。枳椇子和葛根配伍，能解酒毒，去湿热。苏梗能下气，可以增强纠正反酸、烧心的能力。

2周后，王先生第一次复诊，口述左肩膀疼痛减轻约1/3，也不再反酸、烧心。吃药期间患了感冒，现在感冒第3天，症状是流清鼻涕。

可以看到，王先生来复诊的时候，肩关节的疼痛减轻了，也不反酸、烧心了，这说明我们的药物起到了效果。当然，肩痛的症状并没有完全解除，这和湿热之邪本身胶结难去有关。同时，王先生此时得了感冒，主要症状是流鼻涕、咽痛。流清鼻涕是外感寒邪的症状，如果是黄浊鼻涕，则是热邪的表现。因此，我们重新总结王先生此时的病机，是外感寒邪加体内有湿热，这么复杂的病机又该如何处理呢？

我们还是从正邪双方的角度来思考。王先生此时的病情主要以邪实为矛盾点。邪实包括寒、湿、热三个方面。寒来自外感寒邪，湿、热则是体内的湿热未除干净。因此，治疗针对外寒和内部的湿、热三个病邪。

治疗外寒，就要用辛、温之味的药物。为什么呢？热药比较好理解，因为太阳可以暖化寒冰，而辛味灵动，可以走表。如果用苦温的药物，苦味走下，药物就会去温暖中下焦，而不是解决外表的寒邪。因此，我们选用荆芥、羌活、防风、苍术。荆芥和羌活走表，能去外表的寒邪；防风除散寒外，还能增强卫外之力，防止寒邪再次入侵；苍术除了祛寒以外，还可以祛除在表的湿邪。

祛内部的湿热，主要使用黄芩这味药。为什么不继续用柴胡、黄连、葛根？柴胡多用在半表半里，不利于解外表的寒邪。黄连、葛根入胃经，而王先生已不反酸、烧心，因此已无必要再用入胃经的寒凉药物。

除了上述这些针对病机的药物以外，我还选用了白芷通鼻窍，对症治疗王先生流鼻涕的症状。又因为王先生的肩病仍未完全痊愈，属于"久病入络"无疑，所以除了第一方中的僵蚕外，又加入了川芎、伸筋草、海风藤、络石藤、鸡血藤、丝瓜络等通络之药。

1周后，王先生第二次复诊，口述感冒症状已经消失，而且肩膀已经不痛。

　　人到中年，有的人表现出腰痛，有的人表现出腿痛，也有许多人像王先生一样，苦于肩背疼痛而彻夜不眠，生活质量随之下降。疼痛部位虽然有别，治疗的思路却大同小异。只要着眼于邪正之间的关系，选择正确的药物，治疗许多看似毫无头绪的疾病时，也能收获较好的疗效。

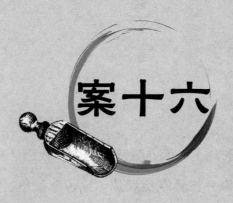

案十六

失眠亦有反套路，
复合模型来帮助

在之前介绍的几个失眠、嗜睡案例中，我已经向大家多次介绍过专门用来分析睡眠疾病的"锅炉"模型。"锅炉"模型告诉我们，凡是能产生阳热的作用，不断加热人体这个"锅炉"，使"锅炉"不停运作，令浮越在上的阳气不能潜藏的事物，就会让人失眠；而凡是能产生阴寒的作用，能不断冷却人体这个"锅炉"，使"锅炉"趋于停止运作，令浮越在上的阳气顺利潜入阴液的事物，就会让人沉睡。

后来，我也向大家介绍了一位"反套路"的失眠患者。他的失眠并非由体内有热引起，而是"胃不和"导致的"卧不安"。我也借此向大家介绍了脾胃病相关的"发动机"模型。

但是，临床上不论是患者还是疾病，并不是一成不变的，还有许多"反套路"的失眠患者，他们虽然表现出热象，但是清热滋阴无法改善其失眠症状；虽然表现出胃部不适，但是单纯和胃安胃也无法取得明显的疗效。

　　这时候该怎么办呢？我们先来看下面这个医案。

　　李莉（化名）女士第一次来到我的门诊就诊。据李女士口述，睡眠问题已经困扰了她2年的时间，现在即使每天服用安眠药都很难入睡，睡觉也不踏实，极易被吵醒。李女士的月经也有问题，月经量一直比较少，而且经期身体酸困难忍。除此以外，李女士的大便总是时干时稀，有时还会觉得胸口憋闷、心慌、喘不上气。最后，她平时容易口渴。

　　在听完李女士对病情的描述后，我分别看了李女士的舌象，把了她的脉象。李女士的舌色较红。而当我把脉时，觉得李女士的脉象搏动速度较快，而且脉体较细，如针线一般，这就是细数脉。

　　我在临床上接触过许多患者，明明身体表现出的症状确实属于热象，但他们之前的用药史告诉我，单纯使用清热药或者滋阴药并没有获得很好的效果。这是为什么呢？这往往是因为许多医生只观察到了当下的身体症状，而缺少对疾病整体病机的深层认识。

　　以李女士的病例为例，她的身体确实存在热象，如舌质红、口渴、月经量少等，这些症状都代表着热盛阴伤血少的证候。乍一看，李女士的失眠问题好像确实是体内有热引起的，但是，如果我们只看到了热象这一点，而单纯地使用诸如黄芩、石膏、黄连等清热的药物去降火，对李女士的症状并无裨益，可能还会导致脾胃正常阳气的损伤。

　　这是为什么呢？因为我们只观察到了李女士的热象，而并不知道她的热象从何而来。所以，我们不仅无法从源头解决根本问题，反而可能会"误伤友军"。

　　那么李女士身体内的热象到底从何而来呢？《十问歌》告诉我们："妇人尤必问经期，迟速闭崩皆可见。"对于女性患者，当我们没有诊病头绪的时候，询问她们的月经情况常常能为我们打开思路。为什么呢？这是因为妇女的月经问题往往是全身总体情况的缩影。李女士的月经量少，而且经期全身酸困。我在之前的文章中向大家介绍过专门用来思考月经问题的"河流"模型。月经就像河流，月经量少要么是因为河流本身的水少了（气血亏虚），要么是上流堵塞了（痰湿、瘀血等病理产物堆积）。

　　经期身体酸困又代表什么呢？肌肉酸困往往代表湿盛。如何去理解呢？人体中的湿浊，就像河流里的一块石头，会阻碍阳气的流通。对于人体来说，阳气的正常运行是生命活动的根本。阳气不能流通了，这块区域的功能自然会减弱。因此人如果有湿浊堆积的地方，就会自然而然地觉得酸疼、困重、没有力气。

让我们再回到月经量的问题上。为什么月经量少？一是气血亏虚，因为河流中的水少了；二是湿浊阻滞，因为河流的上流被堵塞。什么问题既会导致气血亏虚，又能引起湿浊阻滞呢？当然是脾脏这台"发动机"的功能减退了。发动机的效率下降，不能输出能量了，人体中的气血就减少了，相当于河流中的水减少了；发动机的效率下降，许多废弃物质就会沉淀下来，化为湿浊，使河流的上游被堵塞。可以说，脾虚是李女士的一个关键病机。

分析出脾虚还没有结束，因为"脾虚"又给我们带来了新的问题："脾虚"是否由别的原因引起呢？脾虚的病人一般大便都是稀的，因为"发动机"没有能力运化水液，水液会随着大便排出，使便质变稀，但是李女士的大便却是时干时稀。在中医学中，大便时干时稀是肝郁脾虚的独有症状。为什么会如此呢？肝郁突出时，气聚而化火，火热之象明显，水液蒸发，大便就会偏干；而脾虚突出时，虚象明显，水液留于便中，大便就会偏稀。李女士的脉象也证明了这一点。脉数正是肝郁日久、郁而化火的表现，而细脉则是阴液不足的表现。

是不是还有其他的症状可以用来佐证呢？李女士常有胸闷、心慌、气短的感觉，这些都是人体内气机停滞的表现，肝郁气滞导致上焦心肺的气机流转不通，就会导致它们产生。

通俗点来说，李女士体内的气机，由于肝郁而运动停滞，日久便结成了一张大网。这张大网一方面把李女士体内许多气血的运行阻拦了下来，心脏的气血一停，李女士就会胸闷、心慌、气短；脾胃的气血一停，李女士的大便就会时干时稀；肌肉的气血一停，李女士就会浑身酸疼；胞宫的气血一停，李女士的经量就会减少。

另一方面，这张大网还把李女士体内的热量牢牢地封住，不让其散发出去。这导致人体这个"锅炉"由于"散热"不足，持续地处于"加热"状态，从而使李女士出现失眠的症状。

因此，李女士体内的热象其实是肝郁气滞日久，郁而化热所导致的。不使肝气流通，而仅单纯清热，并不能解决问题的根本，反而会因脾胃损伤使气滞更加严重。

那么该如何治疗呢？我们还是梳理一下李女士的病机，包括肝郁气滞化火、血液流动停滞、脾虚湿盛、气血亏虚等关键要素，我们一个个来治疗。

首先，我们针对前两个病机选药，因为它们是李女士成病的本因。对于肝郁气滞化火，我们就要选一味同时兼有三个特性的药物：第一个特性是能入肝经，直达靶点；第二个特性是具有辛味，因为辛的特性是流动，能够疏利肝胆，恢复气机流通；第三个特性是具有寒凉之性，能够"灭火"。同时具有这三个特性的药物不多，在这里我选用柴胡作为主药。《神农本草经》中说，柴胡能去肠胃中结气饮食积聚、寒热邪气，起到推陈致新的作用。同时，我们还需要一味苦药带着柴胡深入人体内部，直达肝脏，那就是枳实。枳实辛、苦，既能破气，又能降气，药力深入下焦。对于血液流动停滞，我们选用一味活血、入肝经的凉药，那就是赤芍。为什么不用活血的温药呢？因为李女士本身气血亏虚，如果用大量温药，可能会更加耗伤血液，导致血虚。

接下来，我们针对后两个病机选药。对于脾虚湿盛、气血亏虚的病机，我们分两步走。首先是健脾，选用甘草、大枣、生姜、炒白术、天花粉，甘温健脾补益气血；除湿当用苦温燥湿，选用陈皮、半夏；最后加入百合、地黄清心安神，酸枣仁、远志、茯神、五味子辅助睡眠。

1个月后，李女士复诊，口述睡眠较前好转，但服药后小腹发凉，且肠鸣音较多。我看了看李女士的舌象，舌质颜色仍然较红。

李女士复诊时，果然睡眠改善了许多，这说明之前方中的用药方向是正确的，但是李女士又存在着服药后小腹发凉、肠鸣音较重等症状，提示李女士出现了中下焦的寒象。李女士的舌质仍红，"舌为心之苗"，舌红说明李女士体内仍有心火未解决。

面对这样矛盾的表现，我们在上方的基础上加减治疗。一方面，我去掉了那些深入人体内部以及作用于中下焦的寒凉药物，比如枳实、生地等。赤芍虽然性凉且能活血，但是作用于肝经，应选择作用于心经的活血之凉药丹参，配合甘平的合欢皮代之。另一方面，将前方的生姜换为干姜，增强温暖中焦的效果。龙骨、牡蛎既可以重镇安神，巩固对李女士失眠症状的治疗，也可以下沉心火入肾水，起到心肾相交、水火既济的作用，也能够清李女士的心火。

〰〰〰〰〰〰〰〰〰〰〰〰〰〰〰〰〰〰〰〰〰〰〰〰〰〰〰〰〰〰

　　1周后，李女士复诊，口述睡眠状况好，已不失眠，也不易醒；腹部不冷痛，大便不稀；舌色也不红了，这说明中药对李女士的疾病起到了非常大的作用。

〰〰〰〰〰〰〰〰〰〰〰〰〰〰〰〰〰〰〰〰〰〰〰〰〰〰〰〰〰〰

　　各位读者，通过上述医案的学习，大家应该能体会到，临床疾病那是千变万化。单单一个失眠的症状，本书中就已经列举了三种模型。而且有时为了分析患者症状背后的病机，甚至需要结合其他疾病的相关模型来解释。不过大家也不用过度担心，中医的宝库中还藏着许多"秘密武器"，只要将这些"武器""模型"运用得当，分析、治疗临床常见疾病自然是手到擒来。

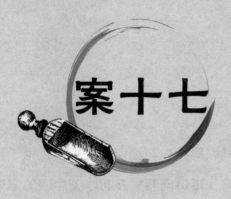

案十七

慢病外感与内伤，
小剂亦能柔克刚

许多患者及其家属在参与治疗的过程中，由于亲眼见证了中医的神奇疗效，每每向我提及想学习中医的愿望。我常以学习中医的难度太大、成本太高为理由婉拒。

实际上，在现今的社会，对于学习中医的难度，人们有两种看法。有的人认为，学习中医非常简单，我只要参加一个社会上的中医培训班，经过一周 7 天全封闭的学习，学完发现，好像我也能用一些小方小药、针灸按摩之类的方法为身边的人解除一些疾患了。这算不算学会中医了呢？

还有的人则认为，中医知识浩如烟海，无穷无尽。不论是科班出身的中医，还是家传、师承出身的中医，即使用中医的理法方药看了一辈子病，总觉得还有再提高的空间，每每参加一些医学论坛，都会有新的收获。

其实啊，中医看病就如同打仗用兵。《孙子兵法》《六韬》《三略》

等兵书人人可读，人人可用，但为什么常胜将军历史上寥寥无几呢？《道德经》曰："揣而锐之，不可长保。"它阐述了"过刚则易折"的道理。而《孙子兵法》中的"慎武"和《六韬》中"无为而治"的思想，更是需要引起人们的重视。

中医漫长的历史中，有两种学派常常被拿来比较。一是起源于汉代的"伤寒学派"，以"医圣"张仲景为代表人物，擅长使用大剂治疗外感疾病；二是起源于金元时期的"易水学派"（起源于河北易水，故名易水学派），以"补土派"李东垣为代表人物，擅长使用小剂治疗内伤杂病。

我认为，仲景学派的经方就如同长矛，攻冲有余，备守不足，其祛邪力度强、缓解症状快，给人一种疗效迅速、中医易学的表象，但容易留下"过刚易折"的隐患；而易水学派的时方就如同羽扇，攻冲力缓，常施怀柔，其扶正力度弱、缓解症状慢，给人一种疗效缓慢、中医难学的表象，但却偷偷滋养我们的身体，如春雨般细润无声。

这里大家可能没办法马上理解，不妨跟我看下面这个医案。

王红梅（化名）女士第一次来我的门诊时，一跨进诊室大门，我发现她拄着拐杖，而且右脚稍踩踏地面且不时抬起。看到这一幕，我便对王女士的病情有了初步了解，询问其病情是否和腰腿疼痛有关。王女士表示非常惊讶，随即开始介绍起病情。

王女士的腰腿疼痛已经持续了一年多，刚开始仅是右侧腰痛，然后疼痛慢慢传导至右腿部，最近一周因为天气下雨，又着了凉，疼痛开始加重，以致右脚难以落地。而且王女士的牙齿比较松动，牙龈也容易发麻、发木，导致她说话也不太利索。

在听完王女士对病情的描述后，我先看了王女士的舌象。只见她的舌色淡红，舌苔薄白，与常人无异。唯一一个不同之处在于舌头的形状。我们常人的舌头宽大而长，但是王女士的舌头比较瘦小。我又为王女士把了脉，双手脉应指圆滑，仿佛指下有圆珠滚过，这是滑脉。特别地，王女士的右手脉中点力量较弱，需要稍用力按压才能体会到脉象的搏动，这表明王女士右手关脉较沉。

王女士得的是什么病呢？中医认为，凡是以肢体筋骨、关节、肌肉等处发生疼痛、酸楚、重着、麻木或关节屈伸不利、僵硬、肿大、变形及活动障碍为主要表现的病证，都叫作痹证。王女士的症状明显也属于痹证范畴。

明白了王女士所患病证，病机的分析就会变得容易很多。古人认为，痹证虽然属于关节肢体病变范畴，它的成因、病机和外感病非常相像，但同时又有截然不同之处。

《黄帝内经》上这样总结痹证的病机："风寒湿三气杂至，合而为痹也。"什么意思呢？痹证和感冒是有共同之处的。痹证和感冒一样，也是外来的邪气入侵体内引起的。也就是说，人体这个国家之所以会得痹证，是被外国敌军攻打导致的。没有外敌入侵，就不会引起感冒、痹证。

另一方面，痹证又和感冒不一样。不一样在哪里呢？人一般得感冒，要么是感受了风邪，要么是感受了热邪，要么是感受了寒邪，很少是几种邪气混杂在一起的。但是痹证就不同了，它必须是几种邪气混杂在一起入侵体内，攻击人体的关节、肌肉，才会导致发病。这就好比人得感冒时，一般外敌只由一个敌对方组成，但是引起痹证的外敌，常常是几个敌对方组成的联合军，而且有个敌人必须加入其中，没有它，联合军就组不起来，这就是湿邪。后世医家发展了痹证的相关学说，认为痹证包括风湿、寒湿、湿热等类型。大家发现没有，湿邪是"老油条"了——它趁你的国家不强，就要来侵袭你，而且不单一个人来，还叫着狐朋狗友一起来。

不管是痹证还是感冒，导致这类外感病入侵的根本原因，还是我们体质虚弱。因此痹证经常出现在一些老年人身上，而如果有青年人或中年人患痹证，则一定有操劳过度或屡受风寒等原因作为患病的基础。所以，维持国力的强大，才是保证外敌不敢入侵的基础，大家一定要记住，防病重在平时啊。

我们回到王女士的疾病上。王女士患痹证的内因是什么？一方面，年龄偏大，肝肾自亏。人体的肝肾之精血不是永动机，这堆柴火是越烧越少的。因此随着年龄的增大，自然而然地，人体的肝肾就会亏虚了，这也是很正常的。但是，由于天气原因，刮风下雨，外界的风邪、寒邪、湿邪弥漫，王女士的机体卫外能力不足，就被风寒湿邪钻了空子入侵体内。这些外敌专门攻击人体的关节、肌肉等组织，导致王女士腰腿疼痛。

王女士的舌象和脉象又说明了什么呢？我们普通人的舌头，受到气血的濡润，如同海绵一般伸展开，面积较大。而王女士的舌体较为瘦小，这就是气血亏虚的表现——舌头失去了气血的充盈，会如同失水一般皱缩。王女士的脉象总体为滑脉，右手关脉较沉，滑脉为体内有湿邪的表现，而右手关脉主中焦脾胃功能。脉象的沉浮和气血的充盛也有很大关系：气血充盈，在脉道内流淌，能如弹簧一般将脉道顶开，脉象就较浮；若是气血亏虚，无力冲击脉道，脉象就较沉。

王女士还有一个很特殊的症状，那就是牙龈发麻、发木，这又是什么原因导致的呢？清代的温病大家叶天士在其著作《温热论》中写道："齿为肾之余，龈为胃之络，热邪不燥胃津，必耗肾液。"齿龈的麻木一般是和脾胃、肾脏的阴精亏虚有关。

总结下来，王女士身体的病机是虚实夹杂：虚在于脾胃和肝肾亏虚，气血亏虚；实则是以风寒湿邪为主。

　　像王女士这样的患者，本身有正虚的表现，但同时局部又有邪实的表现，该如何去治疗呢？针对寒湿邪气，一味地攻冲吗？攻邪的药物难免损伤人体正气，一味攻击外敌，可能会导致病人的身体进一步虚弱。当病人本身正气亏虚无力抗邪之后，就算使用再强的药物，也难以达到祛邪的目的。那么，针对肝脾肾亏虚的本因，一味地补益吗？使用大量的补益药物，如山药、山萸肉、熟地等，滋腻碍胃，更会影响脾胃的运化功能，使得病人脾更虚、湿更盛，非但不能达到补益肝脾肾的目的，反而会使邪气加重。

　　其实，面对绝大多数临床病人，我们都会遇到这样两难的境地。因为病人并不是从教科书里面跑出来的范例，没有现成的治疗方法可以照搬。面对病情如此复杂的病人，确实如同带兵打仗，需要考虑到方方面面。而我个人的经验是，治疗这种正虚邪实夹杂的疾病，就应该以"仲景经方"为帅，"东垣时方"为相，攻补兼施，攻守兼备，才能保证扶正祛邪面面俱到。

　　可能读者会问，什么是"仲景经方"啊？前文说过，起源于汉代的"伤寒学派"，以"医圣"张仲景为代表人物，代表作为《伤寒杂病论》，这本书中记载的方子，古人称之为"仲景经方"，即"张仲景创立的经典方子"之意。"仲景经方"有个特点，就是攻邪的力度较大，但是扶正的力度相对较小、较浅。这和当时的医疗环境以及医学发展属于初期的事实息息相关。

　　张仲景在《伤寒论·序》中曾写:"余宗族素多,向余二百,建安纪年以来,犹未十年,其死亡者,三分有二,伤寒十居其七。"什么意思呢?张仲景的家族以往有两百多人,但是得了一种伤寒,导致十年不到,人数只剩约三分之一。这是多么可怕的场景!而伤寒(非西医的肠伤寒)作为一种中医烈性传染病,邪气攻势极猛,就算是一个素体强健的人,患了此病而没有得到救治,也会很快病发而亡。在这种医疗环境下,张仲景创立的方剂都是先求保命的方剂,因此首要目标旨在大力攻邪外出。

　　张仲景在《金匮要略》中有一方"桂枝芍药知母汤",专门用来治疗"诸肢节疼痛,身体尪羸,脚肿如脱"。这是什么样的病人呢?浑身关节疼痛,整个人行动如同傀儡一般,两脚肿大,这就是骨关节病的常见表现。因此桂枝芍药知母汤在后世是治疗各类骨关节病的特效方。在初诊时,我也先选用此方治疗王女士的痹证,首要目标就是把王女士体内的外敌击退,减轻王女士的疼痛。

　　补益脾肾方面,我选用生姜温暖中焦,配合黄芪、党参、甘草、白术等甘温的药物补益脾胃;附子大热,温肾行阳燥湿,增强肾气,配合狗脊、鹿角霜等补益肝肾精血,这是治本。抗击外敌方面,我选用具有辛、温之性的麻黄、桂枝开腠理而逐风、寒之邪外出,防风固护卫表,增强军队的卫外之力。黄芪、白术、党参能够健脾祛湿,祛除体内的湿邪。上方中,大量药物都是温药,为防止化燥伤津,我也加入芍药、知母养阴生津,调和营卫。另外加入诸如姜黄、伸筋草等舒筋活络的药物，对症治疗。本方中绝大部分药物都是用来攻逐外敌的，虽然也有一些补药，但是大多作用层次轻浅，多在中上焦，无法深入下焦肝肾。

1周后，王女士复诊，口述腰痛减轻，右脚已能着地，但是下牙龈仍发木。

在第一次复诊时，我们发现，王女士有关痹证的症状基本都已减轻，腰腿疼痛的症状都缓解了。这说明经方为帅，其强大的攻冲邪气能力已经得到了验证，接下来就到了"东垣时方"发挥守备怀柔能力的时候了。

什么是"东垣时方"？前文说过，起源于金元时期的"易水学派"，以"补土派"宗师李东垣为代表人物，代表作为《内外伤辨惑论》《脾胃论》。李东垣流传下来的方子，古人称之为"东垣时方"，即"李东垣创立的后世（与张仲景相比）之方"。"东垣时方"有个特点，那就是补益之力强而攻邪的能力相对较弱。这和当时的医疗环境同样分不开。

李东垣在《内外伤辨惑论》中写道："大抵人在围城中，饮食不节，及劳役所伤，不待言而知。由其朝饥暮饱，起居不时，寒温失所，动经三两月，胃气亏乏久矣，一旦饱食大过，感而伤人，而又调治失宜，其死也无疑矣。"这是什么意思呢？当时河南开封戒严，加上被敌人围城，城内的许多人因为饮食不节或劳役所伤导致生病。这一次，大家生病的原因不再是烈性传染病的感染，而是胃气亏乏。因此李东垣的方剂也有其特点，那就是补益之力强，但是攻邪之力弱。和仲景经方相比，李东垣的时方就如同安定国家的政策，需要做到万事俱备、面面俱到，再加上治理国家需要"长治久安"，其难度比起带兵打仗更是有过之而无不及，因此古今许多名医都对东垣的学说和方剂不屑一顾、嗤之以鼻。但实际上，这就如同带兵打仗只知道勇往直前却不知道施以仁政一样，在治病救人方面也存在着较大的隐患和漏洞，故后世有"外感法仲景，内伤法东垣"之说。

在第一次治疗的过程中，我的方子以治疗外邪、实邪为主，因此王女士有关痹证的症状减轻，这是风寒湿邪等外敌被击退的表现。而王女士的齿龈仍有发麻发木之感，说明脾胃、肝肾亏虚的本虚病机仍没有得到很好的治疗。因此复诊开方时，就要在上方的基础上，逐步地减轻攻敌（攻逐外邪）之力，同时加强治国（补益脾肾）之效。

为了减轻攻敌之力，在前方的基础上，我去掉了麻黄、生姜等辛温发散之力较强的药物，而以羌活、独活、秦艽等攻逐之力稍弱但仍具有祛风除湿作用的药物取而代之。对于补益脾胃，保留了原方中的黄芪，加入山药辅助，山药能同时补益脾、肝、肾三脏，是药食同源的代表之一。在补益肝肾方面，去掉了原方中的附子、狗脊、鹿角霜，因其温燥之力过强，特别是附子，短期用之可鼓动阳气，若长期使用有劫阴之弊，长期用于老年人尤为不适。随后再加入杜仲、牛膝、桑寄生、山萸肉等大量补肝肾、强筋骨的药物，修补患者身体里的"漏洞"。

1周后，王女士第二次复诊，口述腰部已不麻木，膝盖已不疼痛，日常行动已无不便。但是下牙龈仍发木，颈部亦发紧，时有眩晕、疲劳感。

此时，王女士的腰腿问题完全解决，说明入侵王女士机体的外敌已被除尽。外敌不再入侵，人民的主要矛盾就会转移。我们可以发现，王女士出现了颈部发紧、眩晕、疲劳等症状。关于颈部发紧，我在上文已讲过，这是"痉病"，属于津液不足。眩晕和疲劳都是脾虚的表现。脾虚，"发动机"的生产效率就会降低，能量输出不足，因此人体会感到疲劳。大脑这个部位，每天需要消耗大量的能量，若是脾虚气血不足，没有足够的能量供给大脑，患者会感到眩晕。因此，我们会进一步减少逐邪的药物分量，而不断增加补益脾肾的药力。

首先我选用羌活、独活祛湿，防风固护卫表，三味药巩固逐邪之效。接着使用大剂量的甘温药物补益脾胃，如党参、黄芪、甘草、山药。桂枝、白芍调和气血，一并加入；以狗脊、山萸肉、鹿角霜滋补肝肾；以姜黄、伸筋草、鸡血藤通络活血。

〜〜〜〜〜〜〜〜〜〜〜〜〜〜〜〜〜〜〜〜〜〜〜〜〜〜〜〜〜〜〜〜

　　1周后，王女士第三次复诊，口述已不疲劳，右膝、腰部都已不痛。

　　在这里需要特别说明，王女士一些遗留的症状，如牙龈发木、颈部拘急不适等症状，很可能和体质有关。王女士年龄较大，本身肝肾不足较为明显。肝主血，肾主精，肝肾之间为精血同源，年龄增大引起的肾水不足，逐渐导致了全身津液缺乏症状明显，需要缓缓图之。因此，我又推荐王女士平时购买一些如六味地黄丸、虎潜丸等中成药，平时多用一些滋阴的食材以改善体质。

〜〜〜〜〜〜〜〜〜〜〜〜〜〜〜〜〜〜〜〜〜〜〜〜〜〜〜〜〜〜〜〜

　　各位读者，在治疗慢性、复杂性的疾病，特别是邪实正虚的病人时，我推荐大家以仲景经方为帅，东垣时方为相，先攻冲以祛邪，后补益以扶正，做到既能快速取效，又能不留病根。

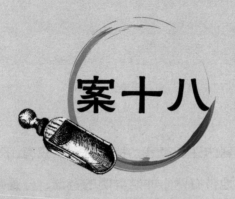

案十八

脾胃小病常刁难，
内伤治法金不换

我在门诊遇到的许多患者，特别是一些只有二三十岁的年轻患者，普遍地带有两个非常鲜明的特征：一是都有脾胃病，二是不把这病当回事。

这些年轻患者的脾胃病是怎么引起的呢？有因工作过度疲劳的，有因饮食习惯而败坏脾胃的，也有因过于紧张焦虑而损伤脾胃的，还有很多因晚上玩手机晚睡的。

为什么不把脾胃病当回事？因为这些患者会觉得，好像身边的人都这样——都这么一脸疲惫，都以同一种习惯暴饮暴食，都充满着紧张焦虑的情绪，都这样晚睡。因此，很多年轻的脾胃病患者觉得，打嗝、反酸、腹胀、腹泻都是小毛病，反正大家都这样。而且，许多慢性疲劳综合征的患者在西医内科就诊时，往往查任何指标都不见异常，西医便对这些以"疲劳"为主诉的患者无能为力。

这就是当代社会脾胃病的现状，我称之为"小病难治"。我们先来看一个典型医案，了解一下脾胃病大概有哪些症状。

秦刚（化名）先生第一次来就诊时，虽然年仅 37 岁，正值一生中精力最旺盛的阶段，但其萎黄的面色，还有说话时不断显露出的疲态，还是令我印象深刻。

据秦先生自述，这种疲惫的状态已经持续了两三年，每天都因为工作而感到身心俱疲。即使秦先生想通过运动来增加精力也无法做到，反而会更加疲惫。除了疲劳感外，秦先生容易心悸，大便较稀，这几年白头发也变多了。

在听完秦先生对病情的描述后，我先看了秦先生的舌象。秦先生的舌体胖大，舌两边各有四五个齿印，舌上还有一些红点。我又为秦先生把了脉，两手脉总体的特点就是脉位较深，脉力较弱，需要重按且仔细体会才能感受到脉搏。奇特之处在于，秦先生右手脉的中部，脉体突然变得宽大，脉力也反常地变强了起来。因此，秦先生的脉象属于总体沉弱，唯独右手关脉呈现一个大脉的表现。

我在开头讲到，我认为当代社会脾胃病的现状可以用"小病难

治"四个字概括。各位读者注意，这里的"小病"指的是患者认为脾胃病是"小病"，并不是说它真是"小病"。脾胃病带来的影响，从头到脚，没有一处是它不能涉及的。大家从秦先生的症状中就可以略知一二：白头发、疲劳、心悸、大便稀等。而且随着我后面的治疗，秦先生一些之前被自己忽略的症状会不断地暴露出来，比如容易感冒、眼干眼痒、腰部酸痛等。然而在年轻人看来，这些往往都是"小毛病"，不值得关注。但对这些"小毛病"若是不管不顾，等到中年身体功能下降，它们立刻会进一步加重并表现出来，令患者不得不重视，比如骨关节炎、慢性肠胃炎、心脏病、高血压、高血脂、干眼症等。

　　然而，这些所谓的"小毛病"又是特别难以治愈的。人们常说："胃病需久养。"这句话是有一定道理的。一者，慢性脾胃病，包括长久不治疗带来的大量其他慢性疾病，是需要长期"管理"的，并不是一朝一夕就能治好；二者，"胃病需久养"和"外感病可以速愈"是相对的。清朝的温病学大家吴鞠通在他的著作《温病条辨》中写道："治外感如将，治内伤如相。"什么意思呢？在中医学中，治疗外感病就要用霸道之法，使用大剂量对抗外邪的药物，以求在最短的时间内将外来之邪赶出体内，如同古代军队打仗，首先需要的是勇猛直前的气势。而治疗内伤病，要用的是王道之法，使用小剂量扶助正气的药物缓缓图之，抽丝剥茧地将身体的损伤引出后再进行修补，就如同治理国家，施行的是怀柔政策。可以说，内伤病和外感病是需要分开讨论、分开辨治的。而不论是古代还是现代，都有许多医生分不清其中的道理：对内伤病用霸道之法，损伤脾胃；对外感病徐徐图之，结果引邪而入，这都是医生应该极力避免的情况。

好，我们现在再回头来看秦先生的疾病。用专业的术语来讲，秦先生的病属于"补土派"大家李东垣在《内外伤辨惑论》和《脾胃论》中提出的"阴火"证。我要只是这么一说，大多数读者朋友们肯定一头雾水。其实，就算是许多久经临床的中医师和医学生也不一定懂"阴火"。接下来，我就用一些基础的疾病模型，来给大家模拟一下体内"阴火"的本质。

大家知道，脾胃是人体的发动机。每天，人吃进去的食物、水谷，都会经由脾胃的受纳、腐熟，最后运化成精华物质和糟粕物质。精华物质就是气血津液，供给人体的各个组织，是人体生命活动的能量源泉。糟粕物质则下传到肠腑，最后排出体外。

但脾胃这台"发动机"并不是全能的。如果一个人不好好保养脾胃，它也会"罢工"，这就叫作"脾虚"，本质上降低了脾胃的效率。发动机罢工了，也会导致两个结果：精华物质产生的减少以及糟粕物质产生的增加。这两个现象我们分开来说。

1. 精华物质减少。这个大家都比较好理解。我的发动机罢工了，虽然我每天加进去油料的数量都是一样的，但是由于发动机效率的降低，它能转化出来的能量也减少了。反映到人体上就是脾虚导致气血津液生成不足。这里，我们再把气血津液分开讨论，分成气不够和血、津液这些阴液物质不够两个现象。

（1）气是推动机体正常生命活动的根本物质。气对于人体，就好比电对于电动车。气不足了，自然而然，人体生命运行的速度也下降了，人自然就会觉得疲劳。这下大家明白，为什么中医认为疲劳几乎等同于脾虚了吧。此外，脾所产生的气还有一个大用处，那就是"保卫机体"。气一旦经过肺脏这个"军营"的锻炼，就会成为卫气，被派往人体的各个角落戍守边关，抵御外敌（外来邪气）入侵。因此，很多人容易感冒、过敏，其本质是脾虚导致的卫气不足，使得机体抵抗外邪能力下降，就容易被外来邪气入侵。

（2）阴液物质是人体这台大机器的润滑剂。人体这台严密的机器中，脏器、组织等部分需要血、津液不停地滋润，才能维持正常的运转。大家知道，没有被润滑的齿轮工作起来步履维艰。如果脾虚导致阴液物质不够，人体内各"齿轮""发条"的受磨损程度会不断增大，一不小心就会冒出"火星"，这就是阴虚导致的火旺。因此，很多脾虚的患者反而会出现血虚、阴虚甚至一派"热象"的表现。

2.糟粕物质增多。脾胃这台"发动机"一旦运行效率下降，水谷等"油料"就无法被转化成能量输出，而是沉积下来变成油渣、积碳，换为中医的说法就是形成了"湿浊"这种病理产物。"湿浊"

有些奇特的特点。一是容易往下沉积。这个比较好理解，因为它是糟粕物质，属于中医"浊阴"的范畴，向下走；而气血津液则属于"清阳"，向上走。二是湿浊容易化热。随着糟粕物质的堆积，人体内部就容易产生热量。湿浊同样如此，过多湿邪聚集，时间久了就会变成湿热。三是容易阻碍其他好的物质的运行。湿浊如同河道里的淤泥，会阻碍正常河流的运行，导致河水里的一些有形成分沉淀下来，形成恶性循环，这也是湿浊难治的原因之一。

讲完"阴火"的简易模型，我们回过头来看看秦先生的疾病。秦先生最主要的症状就是疲劳，我在上文已经说过，疲劳的原因是气不足，这是脾虚的重要外在征象。脾虚湿盛，因此秦先生舌体胖大，舌上有齿印。脉沉弱，是气血虚弱不足以搏动脉道的体现。那为什么右手关脉（主脾）大呢？各位读者注意，一般来说，大脉主"实性"病，因为大脉的表现就是脉体宽大，脉力较强，这是气血充盛的表现。但是，如果脉大表现在脾这个部位上，或者说患者其他部位的脉象都是主"虚"的脉象，这时候就要小心，这个大脉很可能是假象。脾胃这台"发动机"是勤勤恳恳劳动的，虽然它效率下降了，但仍想努力输出能量，因此就会试图用"过载"提高效率，此时的大脉就是脾胃"过载运动"的表现。

秦先生还有大便稀、心悸、中年白发的症状。其中，大便稀是湿浊的征象。我在上文说过，湿浊很喜欢向下走。它阻碍肠道吸收粪便中的津液，就会导致粪便变稀。心悸是血虚的表现，属于脾虚导致的气血不足。血虚不能濡养心神，心神这台"机器"就会日渐磨损，磨损得厉害了就表现为心悸。血虚则火旺，因此秦先生舌头上有红点。白发则是精血亏虚的表现。

综上，秦先生的病机很符合"阴火"这个模型。那么，阴火该如何治疗呢？李东垣概括得很好："惟当以甘温之剂，补其中，升其阳，甘寒以泻其火则愈。"脾虚是疾病之因，我们就用大量甘温的中药补中；气虚导致卫表不固，我们就用一些升发之药帮助卫气升发；还有湿热啊阴虚火旺啊这些证候，我们就用甘寒的药物滋阴泻火、除湿热。

可以说，补中和升阳是治疗疾病之本，而泻阴火则是治疗疾病之标。一方面，我们要处理患者脾胃虚弱之本；另一方面，我们要处理患者因脾胃虚弱而产生的各种病理产物。为了治疗患者脾胃虚弱之本，我们要使用补益的药物，但是补益的药物容易滋腻碍胃，阻碍病理产物的祛除；为了治疗湿热等病理产物，我们就要用祛邪的药物，但是祛邪的药物又容易损伤脾胃。两种方法互相掣肘，这也是脾胃病难治的原因之一。

接下来，让我们为秦先生的病选方用药。第一部分，用大量甘温的中药补中。选用黄芪、党参、炙甘草补中以治本，帮助脾胃这台"发动机"恢复工作效率。第二部分，用一些升发的药物帮助卫气升发，固护卫表。选用柴胡（6g 左右）、葛根、防风，它们都具有升阳的作用，可以帮助气血上升至心肺，让气抵御外邪，让血去濡养心神、头发，治疗心悸、白发。第三部分是治疗病理产物，最重要的是祛湿浊。中医治湿，一般只有三条途径：一是健脾以内化湿浊，二是发汗以祛在表之湿，三是利小便以祛下部之湿。在这里，我选用半夏、橘皮、白术祛脾胃之湿，独活、羌活等风药解表祛湿，茯苓、泽泻利小便以祛湿，多管齐下。最后，我再用黄连祛心火，芍药滋阴养血，治疗阴虚火旺的证候。

秦先生服药之后的前两次复诊，症状不断减轻，我也继续以补益脾胃为主的药物守方治疗，并没有在原方的基础上进行太大改动。

初诊的 3 周后，秦先生第三次复诊。秦先生疲劳的症状确实改善了，但由于正是春季，过敏原较多，他有了眼睛痒、怕冷、打喷嚏等外感的表现。如果大家确实理解了脾胃病"阴火"模型，那么对秦先生突然出现的外感症状也应该可以理解。这就是脾虚导致的精华物质减少，中气不足导致的卫外能力减弱。恰逢春季，风邪当令，秦先生受风而得病，也属正常。为什么会眼睛痒呢？因为风邪是个调皮捣蛋的机灵鬼，好动，也喜欢往身体的上部跑。很多人感染风邪的表现，常常是头痛、眼睛痒、耳朵痛等身体上部的症状。如果是一个老年人，甚至很可能因此而中风。所以，我们在治疗时要结合"阴火"模型和外感病"战争"模型，一方面抵御外邪，固护卫表；另一方面补益脾肾，增强国家的硬实力。

　　我使用白术、茯苓、党参、当归、干姜、桂枝、山药等药物补益脾胃，益气养血，再使用枸杞、山萸肉、五味子补益肝肾，这是治疗疾病之本；并使用防风、羌活、桔梗、细辛等药物扶助阳气、抵御外风，这是治疗疾病之标。秦先生的过敏症状很快就痊愈了，身体疲劳的症状也都消失了。

───────────────────────────────

　　为什么说脾胃病是"小病难治"？因为这些症状实在是小问题，腹泻、眼痒、眼痛、打几个喷嚏……谁会把这些小问题放在心上呢？又有谁肯仔细深入思考其内在含义呢？再加上脾胃病难治，许多脾胃病患者难以忍受较长的治疗周期，也看不到眼痒、眼痛内还潜藏着中风风险，这就是为什么古人说"治内伤病，治在无形之处"。

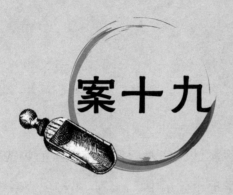

案十九

片状红斑现肌肤，
中药疗效超激素

在医学上，风湿性疾病永远是临床医生心中的痛。不仅如此，在现代医学理论体系中，治疗这类和免疫系统相关的疾病是最困难的。

为什么这么说呢？大家都知道，免疫系统是人体防御外来病原体的防线之一。人体之所以能在如此复杂的自然环境中保持健康，全靠免疫系统如同戍守边关的军队一般，向所有敌对的势力说："You shall not pass.（你不能通过这里。）"

但是，如果免疫系统出现了故障，比如把自身的组织器官等当作外来物，这可就麻烦了。免疫系统一旦识别错误，人体的许多参与免疫功能的细胞和分子就会攻击被识别错误的自身成分，导致许多免疫系统疾病的发生，这就是我们常说的风湿性疾病。

赵女士第一次来到我的门诊就诊时，我询问她最想解决的症状是什么，她直接就把裤腿卷了起来，只见她的腿上布满了点状、片状的红斑。据赵女士口述，这些红斑2年前就开始出现了，一开始只出现在腿上，近两天开始全身发作，导致全身皮肤又硬又痒。之前也去西医医院看过，反复吃过激素、免疫抑制剂，都是一开始有效，后面就没有效果了。除了身上的红斑以外，赵女士还有手脚皮肤发痒、大便干、口干的症状。

在听完赵女士对病情的描述后，我先看了赵女士的舌象。赵女士的舌颜色黯红，和常人的淡红舌完全不同；此外，赵女士舌头的底部络脉曲张明显，如同两条蚯蚓，而且呈黑色。我又为赵女士把了脉，脉象的总体特点是：两手脉远离手腕的部位脉位都较深，唯独右手脉较其余部位脉体宽大，脉位也较浅。因此，赵女士的脉象属于两尺脉沉，唯独右手脉有大脉的表现。另外我还注意到，赵女士的面色偏红。

赵女士得的是什么疾病呢？通过分析赵女士的病史，我们可以得知，赵女士的疾病是从脚踝，也就是身体下部开始，然后逐渐向上发展的。赵女士的症状又有皮肤发硬，如鱼鳞皮般的表现，因此我们可以推测，这可能是下肢血管炎所引起的紫癜。而临床上，过敏性紫癜和血管炎导致的紫癜，单纯通过症状也很难区分，这也是西医领域的治疗难点之一。

然而，许多现代的中医医师，由于长时间在综合性的中西医结合医院工作，容易带有西医指导中医的思路，一旦见到紫癜就是犀角地黄汤，一旦见到血管炎就是阳和汤、四妙勇安汤，思维被局限了。大家好像都忘记了中医治疗最基本的原则，那就是辨证论治，一切中医的治疗都应该建立在辨证的基础上。

那么，赵女士这样的症状，按照中医理论该如何去辨证以及治疗呢？

赵女士的主要症状是什么？是皮肤红斑，皮肤硬如鱼鳞、干燥、颜色紫黯。很多读者会问："这种症状很少见，怎么去分析呢？"一般来说，如果遇到这种情况，而且患者又是女性，第一方案是询问患者的月经情况，借月经作为切入点，分析整体病机。但是赵女士年事已高，这条路就走不通了。所以我们只能施行第二方案，那就是舌脉。

赵女士舌色黯红，舌底络脉曲张色黑，这些症状预示着什么呢？中医认为，不论是舌底络脉还是舌体，其表现都是人体血脉状况的缩影。因此，我们可以通过观察舌体和舌底络脉来"司外揣内"。舌色红，是体内有热；舌色黯，则是瘀血的表现。舌底络脉曲张、色黑，同样是瘀血的表现。瘀血阻滞了血脉，导致血流不通畅，因此舌体颜色会从红润变得黯淡；舌底络脉则更能直观体现血脉的瘀滞。而瘀血阻滞肌肤，导致肌肤失去了新鲜血液的濡润，也会使皮肤变得干燥、发硬，颜色也会加深。可以说，赵女士的病机很可能和瘀血有关联。

我们接着来分析赵女士的病位。从病发初始部位在脚踝，两尺脉沉，可以认为病发于人体下部、下焦，毕竟尺脉主两肾嘛。这可能和赵女士年龄增大，肝肾自亏有关。但是，赵女士又存在着面色红、手脚皮肤痒、口干、大便干、右脉大等症状，这些又和瘀血有什么联系呢？

这就要从瘀血是如何发病的说起。我们可以套用月经相关疾病的"河流"模型。瘀血的生成就像河流里的水被堵住一样，无非只有两个原因：一是河里的水本来就少了，二是推动水流动的力不够了。我们在"虚劳案"已经分析过，右脉大常常提示脾胃功能不足。脾虚如同发动机效率降低，输出能量减少，则气血生化乏源，河里的水就少；能量减少如同供电减少，人体内部的动力不足，水流的动力就不够。此外，赵女士的年龄偏大，导致她肝肾阴虚的体质成为引发疾病的原因之一。阴虚则阳亢，因此赵女士面色红；阴液亏虚，不能濡润口腔、肠道，因此赵女士口干、大便干燥难行；气血亏虚，导致皮肤失去血液的濡养，就会麻木、发痒，因此赵女士手脚皮肤发痒。

总结可知，赵女士的疾病本质是下焦血脉瘀阻，但同时也有肝肾亏虚、阴虚火旺等其他因素。明白了病机，治疗方法自然呼之欲出——以活血化瘀为主，兼顾补益脾胃、气血和肝肾。

首先，我们选用最主要的活血药物。赵女士的疾病主要是由长期瘀血导致，因此我们必须选用几味具有强力破血之效的药物。我在这里选用桂枝作为主药。桂枝辛温，能入血活血，而且其温通的效果，对于瘀血有很好的化解作用。再选用桃仁和当归，这两味药的活血之效很强，而且都能润肠通便，对于赵女士便秘的症状也有益。大剂量的桂枝和当归，虽然温通之力强，但是其热量也会耗血，而赵女士本身就阴血亏虚，因此最好选用一两味性凉的活血药来佐制，我在这里选用丹皮和芍药。

活血药选完了，现在来对兼证进行治疗。生地滋阴，天花粉和玄参可以治疗口干的症状；大黄可以用来通大便，故一并加入；黄芩、僵蚕、蝉蜕、黄柏和金银花可以清热；柴胡可以理气，帮助活血；茯苓配合桂枝，健脾益胃，扶助正气；最后加入金银藤和地龙，它们作为藤类药和虫类药，可以引药入络，增强活血药的疗效。

7 天后，赵女士复诊，口述全身紫癜明显减轻，但服药后有时半夜胃脘不适、短气，且大便次数变多，排气也变多，时有下肢无力。

经过 1 周的治疗，赵女士的症状明显减轻了，证明我们的辨证是没有错误的。但是赵女士也出现了许多其他的症状，如胃脘部不适、短气、下肢无力等，说明随着药力的发挥，赵女士疾病邪实的一面正在减轻，而正虚的一面也在暴露。胃脘部不适，可能是由于大量活血药物伤胃所致。因此在这里也借此案告诫各位读者，不要对脾胃不好的患者或者老年人久用活血药物。至于短气、下肢无力，则是肾虚所致。因此，我不再加强活血化瘀的药力，而开始转变思路，以补益脾肾作为主要治法。

在上方的基础上，我去掉了功专活血的桂枝，加入牛膝、石斛、知母、杜仲，取代生地以补肝肾、强筋骨，并使用山药、黄芪、远志代替茯苓，固护中焦，补益脾胃。由于赵女士已不便秘，因此去掉大黄、当归，以防大便次数过多。

16 天后，赵女士再次复诊，只见她腿部的紫癜症状已经明显改善了，特别是小腿上的红斑几乎完全消退。通过 1 个月的中医治疗，能将紫癜治疗到这个程度，可以说疗效明显。

～～～～～～～～～～～～～～～～～～～～～～～～～～～～～

这个病例证明了中医辨证论治的神奇之处。希望不管是从事中医行业的医师，还是寻医无路的患者，都请坚定相信中医，中医的疗效一定是看得见的。

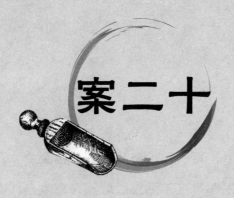

案二十

自古外科不治癣，
治湿奇方效可见

在中医历史上，有一句顺口溜从古流传至今，我相信每一位中医临床医生都对这句话感触颇深，它就是"内科不治喘，外科不治癣"。这是什么意思呢？在内科疾病里面，喘病，或者说普通人所熟知的哮喘是最难治的。哮喘总是反反复复，而且极易恶化，危及生命。与之对应的外科疾病里面，癣，也就是普通人常说的皮肤病，是最难治的。

治疗皮肤病的关键点在于什么呢？让我们一起来看下面这个医案。

黄翔（化名）先生第一次来我的门诊时，刚一落座就将身上厚厚的外套脱去，拉起左手的袖子，将手臂放在桌上向我展示。只见黄先生的手臂上密密麻麻地布满了棕红色的水疱，形状各不相同；部分皮肤表面粗糙，覆有鳞屑。这是湿疹的特征性表现。据黄先生自述，他手臂上的湿疹已有3个月了，现在左脚和脸上也逐渐开始出现湿疹。他的主要症状是脱屑、发痒，一抓就脱皮、渗液。除了湿疹以外，黄先生的大便比较干，小便颜色发黄。他还有长达7年的类风湿病史。

在听完黄先生对病情的描述后，我先看了黄先生的舌象。黄先生的舌体大小正常，舌色淡红，边有齿痕。我又为黄先生把了脉，他的两手脉往来流利，波涛不息，脉体宽大，脉力也较强，这是洪滑脉的特点。

~~~~~~

如今在临床上，许多中医医生一看见前来就诊的是皮肤病患者，其治病的信心就先去了三分。这也不能怪他们，因为皮肤病确实非常难治，对中西医来说都是挑战。到目前为止，人们还没有对湿疹的发病病因和病机有明确的认识，只知道它是由迟发型变态反应疾病所引起，是一种免疫疾病。因此，使用激素类药物抑制免疫反应，可能是一个缓解症状的办法。许多年轻或体质较好的患者，确实在用激素压制免疫系统后，通过身体的调节使湿疹恢复，但更多的中老年人或是体质较弱的患者，在使用激素以后，反而导致湿疹更加严重，甚至对激素产生了依赖，一撤激素症状反而加重。

中医治疗湿疹这类皮肤病的关键在于什么呢？现代中医皮外科的奠基人和开拓者赵炳南老先生曾说过："善治湿者，当能治皮肤病之半。"什么意思呢？如果一个医生善于祛除患者体内的各种湿邪，那么他至少能治好一半的皮肤病患者。这句话直接点出了湿邪在皮肤病中的独特地位和病机中的重要性。而赵炳南老先生所开创的许多皮肤病专用方剂，如加味龙胆泻肝汤、除湿胃苓汤、祛风除湿汤、全虫方、除湿解毒汤等，都是为了从各个角度去治疗皮肤病中的"湿"这个因素。

湿疹，光是这个病名，就容易让大家将其和湿邪联系起来。但即使我们知道黄先生疾病的关键点在于除湿，治疗仍是不容易的。为什么呢？首先，湿邪其性黏滞，难以祛除。湿邪就如同河流里的淤泥，它会阻挡水流的正常运行，导致河流中的泥沙随着流速的降低而沉降下来，无形之中增加了淤泥的体积，形成恶性循环。同时，黄先生又有大便干、小便黄的症状，这些症状是"热盛津亏"的外在表现。阳光炽盛，自然就会蒸发河道内的水液，因此黄先生大便会变干，小便颜色发黄。这提示我们，黄先生的病机，本质上属于湿热津亏，而河道内水液的减少，使得淤泥进一步沉积。这就是湿热之邪难以祛除的原因。

湿热之邪的棘手之处——"徒清热则湿不退，徒祛湿则热愈炽"。什么意思呢？如果要清热，势必会用到寒凉的药物，但如果用了寒凉的药物，就会导致脾胃的阳虚更为严重，阳虚则湿盛，湿气就更难以清除；如果要祛湿，医圣张仲景在《金匮要略》中明言"病痰饮者，当以温药和之"，也就是要用热药，但如果用了热药，就会导致患者体内热邪愈加炽烈。由此可见，治疗湿热之邪真是个两难的问题。

其实治疗湿热津亏的方剂，清代的温病学派还是发明了不少的，比如甘露消毒丹、三仁汤，但是湿疹等皮肤疾病之所以难治，是因为它们在湿热这个两难困境上，又增加了一个新的治疗难题，是什么呢？那就是病位。皮肤病有其独特的病位，那就是皮肤。我们所使用的许多方剂，都是从中焦入手，针对体内的许多脏腑疾患展开治疗。然而，皮肤病的问题在于，它的绝大多数病理因素堆积在体表部位，因此许多古代单纯治疗脏腑湿热的方剂在治疗皮肤病时难以取效。这又给中医选方用药造成了极大的困难。

然而，为了给病人解除痛苦，无论遇到怎样的困境，医生也应当迎难而上。治疗湿邪这类病邪，中医四大经典之一的《金匮要略》里有一句指导性的话："诸有水者，腰以下肿，当利小便；腰以上肿，当发汗乃愈。"很多人认为，这句话的意思是：如果患者腰部以下水肿，就可以用利尿的方式治疗；而腰部以上水肿，则可以用发汗的方式治疗。但这样理解就太机械、死板了。大家不要被这句话所局限，认为治水湿只能看上半身肿还是下半身肿，然后才决定治疗方案。我认为，在临床上应当把这句话的适用范围扩大，变成"病位偏于下部、偏于内部的"，当利小便；而"病位偏于上部，偏于体表的"，当发汗。为什么这样理解呢？因为腰以下代表着身体的阴面，阴代表下部、内部；而腰以上代表着身体的阳面，阳代表了上部、外部。这样，这个著名的针对湿邪的治疗方案的适应证便扩大了许多。

　　首先，显然湿疹病位是偏表，病位在体表，应当发汗。但是，即使是偏于体表的湿邪，就没有偏于内部的起因吗？《医学正传》里有一句非常有名的话："治湿不利小便，非其治也。"虞天民说，一个医生如果治湿邪不懂得利尿，说明他根本不会治。大家注意，这句话并不是在否定"治湿当发汗"的方法，而是认为，所有的湿证都有其内在病因，也就是脾胃虚弱。这又该怎么理解呢？大家已经知道，脾胃是人体的"发动机"，"发动机"的效率一旦降低，气血生成就会减少。气是推动人体运行的物质，气少了，人体就会像没有充电一般萎靡下来。体内的津液同理，气是推动津液运行的物质，气少了，河水的流速就慢了，泥沙沉积下来，便化为了湿浊，湿浊聚集于体表，自然就成了湿疹。因此不管表湿里湿，一定存在一个内因，那就是脾虚。这就是虞天民强调利小便这一治法的原因。

　　那么问题来了，我们如何才能在皮肤病的治疗中兼顾发汗、利小便这两个治法，兼顾"在表"和"在脾胃"这两个病位呢？

赵炳南老先生的答案是：选择来自《医宗金鉴》的除湿胃苓汤，并对其进行加减。

胃苓汤由五苓散和平胃散组成。五苓散由茯苓、猪苓、白术、桂枝、泽泻五味药组成，是《伤寒论》中的传世名方，主治小便不利。其中的茯苓、猪苓、泽泻主要功效就是利尿，而白术和桂枝则能温阳化气，推动尿液生成和排出。很显然，五苓散具有温阳化气利小便的功效。然而奇怪的是，此方原文的方后注中写道："多饮暖水汗出愈。"什么意思呢？张仲景说啊，用五苓散治疗的过程中要多喝热水，如果出汗，病就好了。多么神奇啊！一个被用来利小便的方子，却要求大家多出汗，这也和此方主治的疾病有关。此方主治之病，本身就是感冒经久不愈所导致的小便不利。所以此方既能走里利水，又能走表发汗。方中，桂枝辛温，实现了走表发汗的作用。

平胃散则由陈皮、苍术、厚朴、甘草四味药组成，是治疗湿滞脾胃的基础方，其中陈皮、苍术苦温，都具有燥湿的功能。厚朴辛温，能推动中焦之气运行，而甘草健脾解决了脾虚湿滞这一病机。两方合用，正好兼顾了两个病位和两个治法，可谓是一举四得。

赵炳南老先生为了照顾到"治疗皮肤病不能使用热药"的原则，将方中的肉桂去掉，加入了黄柏，强化了去湿热的作用，而我在临床诊断的时候，为了长期的疗效，使用此方时坚持放入肉桂。为什么呢？这是因为在皮肤病的治疗过程中，不用热药虽然可以在短期内快速缓解瘙痒等症状，但在长期看来，还是应该用热药来温通、宣化气机，以此来祛湿，取得长期治疗的优势。因此，选择加入肉桂，虽然短期看皮肤病的症状可能会加重，但是整个病程实际上是被缩短了。

同时，为了治疗黄先生大便干、小便黄的症状，我加入了滑石，配合甘草，在加强利尿的同时，利湿泻热而不伤阴；同时，使用僵蚕、蝉蜕将体内的热邪剔除，这是治疗湿热胶结时的常用方法；再加入黄柏清热解毒，白鲜皮、防风走表祛湿清热，此方就完成了。

~~~~~~

11天后，张先生第一次复诊，口述左手、左脚症状明显减轻。这说明我的用药思路是正确的。因此我使用原方为张先生治疗，以继续巩固药效。

9天后，张先生第二次复诊，口述全身湿疹症状进一步减轻，现已不瘙痒。

~~~~~~

可以看到，在两次共计3周的治疗中，黄先生的症状缓解得非常迅速，但我们并不能因此而掉以轻心。湿疹的治疗是一个较为漫长的过程，能在 3 周中获得如此疗效，是较为不易的。脾胃的损伤、湿邪的阻滞，是湿疹发生的关键。如果不针对脾胃来进行后续调养，湿疹即使不复发，也会以其他形式"自我体现"。希望大家借此次医案，学会赵炳南老先生"治皮肤病先治湿"的治疗经验。

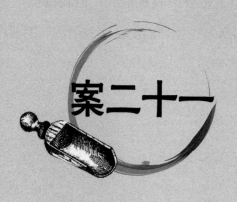

案二十一

风邪入体瘀血停，
四肢废痿药效明

不同的疾病，其起病原因不同、症状不同、发病过程不同、对治疗的反应不同，治疗周期自然也不同。有些疾病，如大部分外感病，强调要用大剂量药物打击外来邪气，在尽可能短的时间内使患者康复，就如同川、湘菜一般，讲究"旺火快炒"。而另一些疾病，常常需要医生绞尽脑汁才能看到疾病好转，比如皮肤病、风湿病、肾病等，强调药物协同配合，缓缓图之，就如同广式煲汤一般，讲究"文火慢煮"。

但是，还有一些疾病，就是神经系统疾病。中医在神经系统疾病方面，是不是有用武之地呢？答案是肯定的。让我们先来看这个医案。

张立文（化名）先生（69岁）第一次来我的门诊就诊时，是拄着拐杖走进诊室大门的。一开始我还以为张先生是来看腿脚的毛病的，没想到他的主要症状是由脑梗引起的偏瘫。据张先生自述，自3年前脑梗以后，他就遗留下了右半身偏瘫的症状，右手感觉麻木，右腿则难以行动，平时走路没力气，生活基本要依靠家人。除了偏瘫症状以外，张先生有高血压的病史，平时小便颜色比较白，泡沫也比较多，而且容易怕冷，总要比家人多穿一件衣服。

在听完张先生对病史的叙述后，我先看了看张先生的舌象，只见舌色淡红，舌体大小适中，但是边上有齿痕。我又给张先生号脉，感觉右手脉比左手脉强，右手脉力大，脉势汹涌如潮水，指下流利，这表明张先生右手脉是洪滑脉。

脑梗死，即我们俗称的"中风"，现在是个颇为"流行"的疾病。以往此病只在中老年人中流行，如今有许多年轻人也突发此类疾病。在西医中，脑梗死又称缺血性脑卒中，是指局部脑组织因血液循环障碍导致缺血、缺氧而发生软化坏死。大家知道，大脑里血供比较丰富，但是如果因为血栓、高血压等症状，导致一条血管彻底堵死，那么血流就无法供给下游的脑组织，就如同一块农田的供水被切断了，这块田地也就干裂乃至荒废了。脑组织坏死了，它所主导的功能也就丧失了。因此，脑梗死的症状非常明显，而且因为脑组织的特性，此病较难康复，极易复发。

那么，在中医里，张先生得的病叫什么呢？它叫作"风痱"。为什么叫这个名字呢？"痱"又是什么意思呢？让我们来看看古代人是怎么认识这种病的。

《灵枢·热病篇》说："痱之为病也，身无痛者，四肢不收，智乱不甚。"《医宗必读》说："痱，废也。痱即偏枯之邪气深者……以其手足废而不收，故名痱。或偏废或全废，皆曰痱也。"《圣济总录》说："病痱而废，肉非其肉者，以身体无痛，四肢不收而无所用也。"这些记载说明，古代医家对风痱的认识是一致的。古人普遍认为，风痱有以下三个特点。第一个是病发突然，所以冠名为"风"。风邪"善行而数变"，如同顽童，不论是在外界还是人体内，都是四处乱窜。而且风邪窜的速度也很快，不像湿邪如同淤泥，缓慢地沉下，缓慢地发病。风邪窜的地方不同，发病时的症状也不一样，因此中医病名里有"风"字的病，往往发病非常迅速，而且症状比较多变。第二个特点是病人的症状是四肢突然废痿了，不能用了，也就是现代医学所说的偏瘫、截瘫等表现。第三个特点是虽然身体突然不能用了，但和骨折这样的外伤不一样，病人是感觉不到身体上有痛处的。第四个特点是患者没有意识障碍。大家看，是不是和张先生的表现非常相似？

　　好，讲完了风痱的病名，现在我们结合张先生的症状，来看看风痱的病机主要有哪些特点。我在上文说过了，风痱这种疾病有两个主要特点，对应着它的病机，我们来一个个分析。首先，风痱发病迅速，这是风邪的表现。风痱的症状和中风类似，很多患者之所以中风，就是在身体虚弱时被风一吹，突然就面瘫了。因此，古人认为，风痱的病机里，风邪占了很大一部分。其次，风痱的症状以四肢废痿为主。中医认为，脾胃主肌肉，因此四肢废痿和脾胃虚弱、气血不足有很大的联系。气血虚弱，则推动之力不足，血液运行就会减慢，导致瘀血和风邪一起阻塞脉道，下游的肌肉就得不到血液的濡润，因此肌肉废痿不用。张先生有右手麻木的症状，这也是肌肉组织内有瘀血的征象。而风邪之所以会入侵机体，也和脾肾虚弱有很大关系。各位读者可以回忆专用于外感病的"古代战争"模型。外敌之所以入侵，不仅和军队（卫气）本身的素质有关，而且和国家的经济、科技水平（脾肾功能）有着紧密的联系。卫气的生成，其根基在于肾气的蒸腾以及脾胃气血运化的补充，就如同一个国家的军队要壮大，也要靠经济去补给、靠科技去武装。

　　讲完风痱的病机，我们再来看看张先生疾病的特点。首先，张先生有小便颜色白、泡沫多以及怕冷等症状。小便颜色白和怕冷是脾肾阳虚的表现，一般体内有寒或是阳虚，小便颜色就会偏白；如果体内有热或是阴虚，小便颜色就会偏黄。泡沫多说明人体内的精微物质随着小便外泄，这是肾虚导致关门不利所致。肾主二便，司职小便的正常开放，如果肾虚，肾把守入海口大门的效率会降低，小便就会出现泡沫。张先生的舌象有齿痕，这是脾虚的表现。

为什么张先生的脉象特点如此神奇——左手脉弱于右手脉，右脉又洪滑呢？在中医中，左手脉主心、肝这些血运丰富的脏器，而右手脉主肺、脾这些主司气的脏器。张先生血瘀重，血运不畅，因此左手脉偏弱；而张先生体内的气想要推动血流运动，排出瘀血，因此右手脉反常地增强，是一种病理性的亢进。此外，张先生发病日久，体内病理产物蓄积得比较明显，瘀血等病理产物日久就会化热，这些热象会推动脉势变强、变得流利，因此脉象显得洪滑。

总结可知，张先生的病机是虚实夹杂、寒热错杂的，非常复杂。虚主要是脾肾亏虚、气血不足；实则包括风邪、瘀血、热邪等。

分析清楚张先生的病机，我们接下来就可以针对病机进行用药。首先，针对脾肾亏虚、气血不足的本因，我们分别选药进行治疗。对于脾胃亏虚，我们主要选用一些常用的甘温药物来治疗，如人参、炙甘草、炒白术，这些药物可以用来健脾养胃；患者气血亏虚，那我们就在人参、甘草等健脾益气药物的基础上，加入一些补血的药物，比如当归、白芍；患者肾虚，我们可以选用一些补肾的药物，比如杜仲、川牛膝。

接下来针对实邪进行治疗。首先是风邪。怎么祛除风邪呢？要用一些辛温的药物去发散风邪，把风邪从毛孔中驱逐出去，因此可以选用麻黄、桂枝、杏仁和干姜等药物；防风具有固护卫表、抵御外邪的作用，也可以一并加入；瘀血需要活血，川芎和牛膝具有较强的活血作用；对于张先生这样久病的患者，可以加入一些虫类药或藤类药，它们具有通络的作用，所以我在方中加入了地龙；最后，我还加入了少量石膏，起到清内热的作用。

因为张先生的疾病特殊，自然病程较长，因此这次就诊时，我让张先生多拿了些药回去，可以间隔时间久一点再来复诊。

21天后，张先生来复诊，口述症状明显好转，小便已正常，泡沫减少，也不怕冷了。我为张先生诊脉，发现他双手的脉力已经一致。

张先生症状的好转，说明我们的治疗思路是完全对证的。张先生小便正常、泡沫减少，怕冷缓解，双手脉力一致，分别说明他体内脾肾功能的增强以及瘀血等实邪的清除，因此此次治疗时，应当以巩固疗效为主，继续补益脾肾、益气活血。

在原方基础上，我加入了黄芪增强健脾作用，乳香、没药、鸡内金既可以活血，也能健脾，增加食欲，故一并加入。补血药中，我将白芍改为赤芍，增强其活血效果。因为张先生已不怕冷，我去掉了原方中的麻黄、桂枝等具有发散风寒作用的药物。活血药中，我加入了桃仁、红花、续断、丹参等药物，主要就是为了改善张先生血瘀的疾病本质。因为张先生双手脉力已一致，不再需要清内热，因此去掉石膏。

～～～～～～～～～～～～～～～～～～～～～～～～～～～～～～～～

50天后，张先生再次复诊，口述症状再次减轻，手麻基本已经痊愈，小便也正常了，无泡沫。我在原方基础上加入了石斛一味药以补益肝肾，基本以原方继续为张先生治疗。张先生至此再没来复诊过。

～～～～～～～～～～～～～～～～～～～～～～～～～～～～～～～～

在两个多月的治疗中，我们可以看到，张先生的偏瘫症状缓解得很快。对于脑梗死这类疾病，我们要记住，其症状的本因是脾肾本虚造成的外来邪气入侵，导致脉络失和，最终造成四肢偏瘫。因此治疗时首先要解除外邪，继而益气活血，只要使河流不再堵塞，使河水继续奔涌起来，脑梗死就能得到很大的改善。

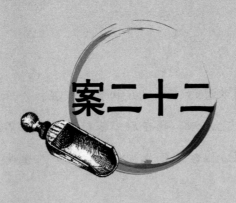

案二十二

肾病防治重咽喉，
战场位置要参透

如何辨别肾脏疾病患者？不同的医生可能有不同的看法。

有的医生会说，看身体是否水肿。确实，临床上有许多肾病患者，由于水钠潴留，身体上有不同程度的组织水肿。

有的医生会说，看肤色。许多患有肾脏疾病的病人，由于长时间肾功能低下，毒素无法顺利排出体外，在皮肤中蓄积，日积月累，导致皮肤呈现一种特殊的黑灰色，而且有许多斑块。

有的读者可能会问："肾病看不见摸不着，我怎么知道自己可能会有肾病呢？难道天天去医院做化验吗？"其实，许多肾病的产生是有预兆的。各位可以先来看下面这个医案。

~~~~~~~~~~~~~~~~~~~~~~~~~~~~~~~~~~~~~

于童（化名）姑娘（25 岁）是经由我的亲戚介绍，在其母亲的陪同下来到我的诊室的。于姑娘给我的第一印象，是其微肿而白皙的脸庞。我询问她是否面部肿胀，得到了肯定的回答，之后其母开始介绍她的病史。2019 年 2 月，于姑娘体检时发现尿中有蛋白，一开始未在意，也未治疗。两个月前入职体检时，又发现尿中出现蛋白，故前来就诊。于姑娘的主要症状包括眼睛肿、疲倦、怕冷、痛经。

我询问于姑娘是否有咽炎或者喉咙有异物感，她回答："总觉得喉咙里有痰。"

我看了看于姑娘的舌象，只见舌色较淡，舌体胖大，边有齿痕。我又给于姑娘号脉，指下脉势流利圆滑，脉位深伏，这是沉滑脉。

~~~~~~~~~~~~~~~~~~~~~~~~~~~~~~~~~~~~~

各位读者要注意，对于肾病患者，最重要的一点就是喉咙的症状：是否有痒、痛，或是总想咳嗽的症状。这就是我特意问于姑娘的喉咙是否有异样感的原因。那么咽喉的症状到底和肾病有什么关系呢？

人们常说，感冒会引起肾病。的确，临床上能看到很多肾病患者，使用中西药物将各项指标暂时控制住了，但是一感冒，打个喷嚏，肌酐和尿蛋白就像坐了火箭一样往上冲，所有治疗前功尽弃、推倒重来。其实，许多肾病都是由外邪（比如感冒）引起的。外邪和正气斗争，会生成许多病理产物（比如湿浊）。这些病理产物随着经脉、血管流转到肾脏中，破坏了肾脏内的一个个小工厂，许多过滤装置随之失灵，因此血液里的蛋白质就会漏到尿液中。

不知大家是否还记得，之前介绍张竺女士的肾病医案时，我曾经分析过肾脏病专用的"水域"模型。"水域"模型囊括了一条河流从形成，到中途流经各处，再到最后汇入大海的全过程。其中，气候环境（外邪）极有可能影响到河流的运行（水液）和输布，狂风、暴雨甚至会导致泥石流、山体滑坡、河道（经脉不利）被毁、洪水（湿浊）泛滥。巨大的洪水冲击下游入海口（肾脏），入海口一旦被冲开，许多河流中的物质就会流淌到海里，这就是蛋白尿的由来。而外邪和人体正气斗争的程度越激烈，时间越长，洪水就越泛滥，肾脏受损的风险就越高。

很多早期肾病的患者，其实并不会出现很明显的外感症状，这是为什么呢？因为这些正气和外邪的交争，处在人体的一些"秘密战场"上（比如黏膜），这些微小的斗争并不会引起发热、疼痛等剧烈的身体反应，但是久而久之，日积月累，就会对肾脏造成损伤。而这些"秘密战场"的代表场所，就是咽喉。许多慢性肾病患者都有咽喉红肿、咽后壁淋巴滤泡增生、扁桃体长期发炎等病史，因此，询问患者是否有咽喉不适，对于肾病或者排查肾病来说至关重要。

让我们回到于姑娘的病案上来，分析于姑娘的病情。于姑娘的症状比较复杂，各个系统的症状都集中到了她身上。我们说过，对于这样症状复杂的女性患者，可以首先分析她的月经问题，因为对于女性患者来说，月经情况是整个人体大环境的缩影。于姑娘有痛经的症状，根据"河流"模型我们可知，女性之所以会痛经，是因为胞宫这块土地受到河水滋润的减少。之所以没有足够的河水滋润土地，一般是由于河流中水量的减少以及河道堵塞，而于姑娘怕冷明显，显然原因在于寒冷。河流被冰封而难以让温暖的水流通过，导致胞宫处于干涸状态，因此一来月经就疼痛。

为什么胞宫所处的环境会变寒冷呢？一般有两个原因，一是太阳光变弱了，也就是阳虚；二是天气本身变冷了。我们看到，于姑娘有疲倦乏力的症状，虚证更为明显，因此可以认为，她的体质偏阳虚，再从阳虚来分析于姑娘的其他症状，就都说得通了。首先，阳虚推动无力，一方面不足以推动气血上荣头面，致使她面色苍白；另一方面不足以推动河流运行，因此水湿凝聚成为湿浊，就如同河流中的泥沙沉积了下来，因此她面部水肿、舌边有齿痕。于姑娘的脉象说明什么呢？沉脉就表示阳虚，而滑脉表示痰湿，可以说和我们分析的病机非常吻合。

当然，我们不要忘了于姑娘的蛋白尿是如何引起的。其实就是阳虚导致卫外能力下降，外邪和正气在咽喉这块"秘密战场"斗争，僵持不下，破坏了体内的水域，最终引起"入海口"肾脏的损伤。因此于姑娘也会有咽喉多痰的表现。

　　总结一下，于姑娘的病机是虚实夹杂，虚主要是阳虚，实主要是湿浊。那么治疗主要就在于温阳化湿，让太阳光猛烈一点，把河流中的坚冰融化，使河水流转起来，疾病也就被治愈了。

　　首先我们来针对于姑娘的阳虚做治疗。于姑娘的阳虚引起了两个结果，一是水肿，二是正气的减弱。对于这样的阳虚，我们首先要鼓动于姑娘的肾阳。为什么呢？首先，肾阳是人体的元阳，来自父母，是我们生命的基础，而且"古代战争"模型告诉我们，人身体的正气（军队）根植于肾阳（国家经济）。我选用附子作为主药。附子主温肾，能流转于全身经脉，鼓动、激发一身阳气来抗敌。对于姑娘体内潜在的正邪斗争，我使用辛温的麻黄、细辛来配合附子，温以助阳，辛以发散，起到一鼓作气击退敌军的作用。当然，打仗不能仅仅一往无前，也讲究不要闭门留寇。因此我另外加入荆芥、防风，这两味药可以作为驻守边关的大将，固护我们的体表，抵御敌人的下一波攻势。

　　其次，我们针对于姑娘的湿邪来治疗。在黄翔先生的湿疹案中，治湿可以从两条途径去解决，一是向上向外去发汗，二是向下走小便的途径。针对第一条途径，我选用羌活、独活，走表祛湿；针对第二条途径，我选用茯苓、蛇舌草、土茯苓，利小便以利湿祛浊。当然了，利湿不能忘了理气，　点点推动之力，能够更好地帮助湿浊排出。因此，我在这里加入一味枳壳，起到电风扇的作用。

针对于姑娘喉咙有痰的症状，我加入前胡化痰；针对蛋白尿，我加入芡实、金樱子、五倍子涩精，减少尿蛋白漏出。

21天后，于姑娘复诊，口述化验单上除了血脂偏高以外，其他指标均正常，且已不怕冷。

于姑娘症状的改善，说明我们的辨证、用药的思路均是正确的。血脂偏高，是阳虚不能运化体内湿浊的另一种体现，和于姑娘的病机完全符合。因此，在此次治疗过程中，我在前方的基础上，加入了党参、白术、炙甘草、干姜等补益中焦脾胃的药物。这些药物可以推动脾胃这台"发动机"运转，将体内的血脂、湿浊运化。

21天后，于姑娘第二次复诊，口述痛经消失，月经量也增多了。症状的改善让母女俩都十分吃惊和高兴。我认为前方非常适合于姑娘的病情，因此继续守方治疗。

许多肾病患者往往对外感，特别是咽喉不适并不在意，但实际上，卫外这一步是防治肾病的重中之重。有些肾病患者更是用着免疫抑制剂、激素，还不在乎自己的身体，不注重保暖，结果一感冒，所有治疗白费，肌酐、尿蛋白飙升，治疗方案只能推倒重来。大家一定要注意，如同禁烟是治疗血管炎、慢阻肺的必要一环一样，保护自己免遭感冒，是防治肾病的第一要点！

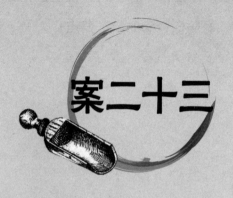

案二十三

小便困难千万变，
症状因果要明辨

不知各位是否还记得，我在"案十二：焦虑郁怒致怪病，养生首重在养心"里向各位读者介绍过淋证。淋证指的是以小便淋漓不尽，甚则闭阻不通为症状的疾病。

中医讲的淋证和西医所说的淋病完全不同，并非性传播疾病。很多患者在我的门诊中，一听到我诊断淋证就惊恐万分，这其实是一种误会。淋病是西医所说的一种传染性疾病，大家可以把它理解成类似流感一样的疾病。不同的是，流感由流感病毒引起，而淋病由淋病奈瑟球菌引起。

我在案十二中分析过陈女士患淋证的原因，是由于体质阴虚，加上郁怒伤肝，导致气机阻滞，最终形成湿热，把我们人体内流的"入海口"——肾和膀胱给堵塞了。"入海口"的"阀门"转动失灵，导致陈女士出现了尿频、尿急、腹痛等症状。

但是，并非所有的淋证都可以用陈女士的病机解释。比如，有的外感病是由外邪攻势太强引起，而有的外感病则因患者体质过于虚弱导致，相同的疾病表现在不同的患者身上，病机可能截然不同。

这里借下面这个医案，再来向大家介绍一种淋证的诊治方法。

～～～～～～～～～～～～～～～～～～～～～～～～～～～～

王玲（化名）女士（67岁）第一次来我的门诊时，由其儿子陪同前来。我对王女士的第一印象，是其黯黄色的脸、低垂的眼睑、消瘦的身体和失神的瞳孔。这样的患者要么主诉疲劳乏力，要么是受慢性病的长期折磨而心力交瘁，而王女士正是后者。

据王女士的儿子介绍，王女士自三十多年前就出现了小便浑浊的症状。这么多年来，到处看过中医、西医，有人认为是肾病，但是尿蛋白也时有时无，因此一直都看不好。而且因为这个病，很多中医都说要戒荤腥，王女士就每天吃馒头、喝粥，弄得身心疲惫，吃饭睡觉都不好。

听罢，我对王女士说："以前肾病的确都是这么要求吃喝，但是现在早就不这么要求了。更何况，你的病到底是不是肾病还要做检查。你在我这里看病，在确诊肾病之前，该吃吃，该喝喝，别有什么忌讳。"

我询问王女士现在有什么主要难受的地方，王女士说主要就是小便浑浊，颜色如同淘米水一般，有时尿中会有块状物，经常排尿困难。

待王女士说完，我先把了把王女士的脉象。指下脉力较弱，脉位较深，需要用力才能感受到脉搏的跳动，这是沉弱脉。我又看了看王女士的舌象，舌色红，舌体偏瘦。

王女士的症状可能很多人都没有见过，也没有听说过，怎么会有人小便的颜色和淘米水一样呢？不要觉得奇怪。中医里，针对小便的颜色、小便时的感受和小便中的一些内容物做出了很多分类。

正常人的小便颜色是淡黄色的，清净不浊，尿后有舒适感。如果小便清冷量多，颜色发白，多半是体内有寒；如果小便量少，时间短，颜色红，尿时灼热疼痛，这就是热淋，多半是有热邪。这个大家比较好理解。

如果尿液浑浊，如同膏脂，仿佛尿中有滑腻之物，这叫作膏淋。如果尿里有小石头，小便困难、疼痛，这就是石淋，也就是现代医学所说的泌尿系统结石。如果尿里单纯有血，是尿血，如果在尿血的基础上伴有小便涩痛，这就是血淋。而如果像王女士这样，小便颜色如同米泔水，再加上日益消瘦，这就是劳淋。

大家有没有发现一个规律：在中医学中，如果一种病能被叫作

"淋"，一定是有小便困难的症状（在这里我还是要重申一下，中医淋证不是西医淋病）。那有的人可能会说，西医的淋病可能也会表现出中医淋证的症状，比如说小便困难。没错，凡是涉及到泌尿生殖系统感染的疾病，都有可能表现出类似小便困难的症状。此时，淋病也可以按照淋证来进行中医治疗。

那淋证是不是等同于西医的泌尿生殖系统疾病呢？也不是。西医的泌尿生殖系统疾病还有许多其他的症状，比如水肿、尿闭之类的，这些症状就不属于淋证范畴。淋证就是专门治疗尿频、尿急、尿痛、尿不尽这类症状的。因此，只要出现这类症状，不管你是尿路结石、膀胱炎症还是肾炎，都可以按照淋证去治疗。

那么淋证的病机到底是什么呢？我在分析陈女士的医案时已经说过，淋证最重要的症状就是小便困难，而小便困难的背后，是人体内无数河流出口的堵塞。各位读者可以想象，人体内巨大的河流网络有一个出口，将人体内的废液排出体外。一旦这个出口的阀门开关（肾和膀胱）失灵，该开门的时候不开（欲小便而不得，尿闭），不该开门的时候又打开（尿频、尿不尽），就会导致人体小便困难。

为什么出口的阀门开关会失灵呢？还是两个原因。一是供电减少了，没有足够的能量控制阀门打开、关闭（虚）；二是阀门的齿轮间充满铁锈、污垢（湿热）。因此，早在隋朝，中医就已经通过总结病例，认识到了淋证的病因和病机。《诸病源候论·淋病诸候》对淋证的病位和发病机制做了高度明确的概括："诸淋者，由肾虚而膀胱热故也。"这句话非常重要，直接指导了后世对小便不利这一症状的辨治。

有的读者可能要问："为什么一定是肾虚和膀胱湿热，不能是肾湿热和膀胱虚呢？"我在"案十三：逆流而上发呃逆，脾胃分开去分析"里，曾借脾胃的"发动机"模型分析过，中医理论认为，脏和腑的生理特点是不同的。《素问·太阴阳明论》曰："阳道实，阴道虚。"什么意思呢？就是我们的五脏六腑中，五脏属于阴，容易虚，五脏得病就是虚证；而六腑属于阳，容易实，六腑得病就是实证。因此我们常说肾虚，肾很少得实证，而膀胱作为腑，就容易得实证，特别是湿热。

那么，王女士的淋证又是怎么来的呢？王女士之前疑似有肾病病史，而小便浑浊、排尿困难等症状很可能和肾病有关，再加上老年女性由于女性尿道短和体质下降，泌尿系统感染容易反复发作，这就是淋证可能的成因。我们之前说过，王女士的淋证属于劳淋，其证据就是小便颜色如米泔水样，加上面色黧黄，精神低落，身体消瘦。而王女士的脉象沉弱，"沉即主骨，弱即主筋；沉即为肾，弱即为肝"，沉弱脉提示肝肾亏虚。王女士的舌色红，舌体偏瘦。红舌可能代表体内有实热，但也可能是阴虚所致；瘦舌则代表王女士体内气血亏虚、阴虚火旺。很显然，王女士的红舌是由阴虚火旺引起的。

综合来看，王女士疾病的关键点在于肝肾阴虚火旺。

很多医生一看到小便不利的患者，就会在意患者尿中的块状物。

这些医生认为，虚证患者的小便一般都是清澈的，因此一获得患者尿色白厚的信息，就认为患者一定是实证，但实际上这是不对的。很多疾病虽然同时有虚实两方面的症状，但是我们要分清楚谁先谁后，谁因谁果。比如在王女士这里，显然是肾虚为因，可能会有一些肾虚日久、湿热渐生的果，使小便中出现块状物，因此治疗的着眼点应该就在肾虚。

治肝肾阴虚火旺，自然就要补益肝肾之阴。很多人一看到补肾，就会想到六味地黄丸。但是，会用药的人一定是把中药方剂拆开来分析。比如，六味地黄丸里，主要起到补益作用的，就是山药、山萸肉和熟地黄三味药。这三味药在中医里叫作"三补"，其中熟地补肾；山萸肉补肝；山药主要补脾，同时也能补肝肾。

有些读者要问："为什么补肝肾还要加入山药呢？"一方面，肾作为先天之本，来源于父母之精，人出生时就已决定了其容量，后天只能不断消耗，很难补上去，唯一的办法就是补后天。后天是什么？就是脾脏，通过补养脾胃的方式，充养气血来补益肝肾。另一方面，滋补肝肾的药物大多滋腻伤胃，因此在使用补肝肾药物的同时，一定要加入补脾的药物，推动这台"发动机"顺利运转，消化药物。不然，如果脾都坏了，不能运化药物，就算用了灵丹妙药，不能消化又有什么用呢？在方中加入白术、茯神，一方面健脾益气，增强山药的功效；另一方面茯神可以宁心安神，抚慰王女士操劳的内心。

在以上五味药的基础上，再加入杜仲、牛膝、巴戟天、肉苁蓉补益肝肾、强腰膝，增强王女士的体质。王女士小便如米泔水样，可能体内有精微物质随着小便漏出，导致她体质瘦弱，因此还要在此基础上对症治疗，使用五味子、金樱子、菟丝子、芡实等药物，它们具有收涩的效果，可以减少小便中精微物质的漏出。最后加入泽泻利湿化浊，去除湿热之果。

7 日后，王女士复诊，口述小便中块状物明显减少，排尿已不困难，但颜色仍然较白。此外，王女士这周出汗较多。

我们可以看到，初诊 7 天后，王女士的症状有了明显改善，这说明辨证和选方用药的思路基本上是正确的。因此我大体维持了原方的使用，另在方中加入了三味药：黄连、肉桂、黄芪。黄连和肉桂搭配，可以交通心肾，缓解王女士的睡眠问题；肉桂可以帮助肾脏的气化作用，不妨理解为帮助出口顺利开闭；而生黄芪可以益气固表止汗，改善王女士汗多的症状。

14 天后，王女士再次复诊，口述小便中块状物消失，排尿正常，但是仍有腰酸、大便费劲等症状，且出汗的症状减少。

经过 3 周的治疗，困扰了王女士三十余年的症状基本上都改善了。遗留的腰酸、大便费力等症状，也是肝肾阴虚的表现。因此我继续使用原方为王女士治疗，只是将肉苁蓉、牛膝的量加倍。因为肉苁蓉富含油脂，可以润肠通便，而牛膝主治腰痛、腰酸。这之后，王女士没有再来复诊。

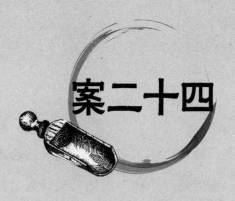

案二十四

小儿夜啼莫担心，
家长先辨寒热惊

我在"案十八：脾胃小病常刁难，内伤治法金不换"中提到过一个观点，那就是"小病"指的是现代人常常忽视的一些由不正确的生活习惯所引发的疾病，比如腹胀、恶心等。对于这些疾病，中医调理起来也是颇为棘手。

如果问哪个年龄段的患者"小病"最多，那还是应把儿童放在第一位。为什么这么说呢？

古代儿科又称"哑科"。大家明白，大部分患儿都无法正确表达自己的症状，年龄更小的儿童甚至不会说话，因此中医给患儿诊治，就如同和哑巴交流一样。而对于一些新晋父母来说，由于育儿经验的不足，更是容易把自己的生活经验强加于孩子身上，这就使得许多儿童的一些疾病症状常会被家长忽视。

在我的门诊中，许多家长都带着孩子来看过一种特殊的"小病"——夜啼。大家知道，其实婴幼儿晚上啼哭、睡不着觉是很正常的现象，但是如果孩子夜夜啼哭，家长就会感到非常心烦、心累，摸不透原因所在，寻求西医帮助也没有什么好的结果，只能来求助中医治疗。

今天，我就教一教各位家长。只要牢记三个字——寒、热、惊，大家再遇到孩子晚上啼哭，就不会手忙脚乱、不知所措了。我们先来看这则医案。

小程（3岁）由父母带着，第一次来我的门诊就诊。一进门，我就发现小程的脸色显得较为蜡黄，便询问小程的父母："孩子是否有脾胃方面的疾病？是积食还是便秘？"小程的母亲便开始讲述小程的病史。小程晚上睡觉老是睡不好，总是彻夜啼哭，这样的症状断断续续已经持续了2年。此外，小程确实有便秘的问题，大便总是1～2天一次。

我特地问了小程睡觉的姿态："孩子是否喜欢趴着睡觉？"得到了小程母亲肯定的答复。

我看了看小程的舌象，只见舌色淡红，苔色薄白，舌两边有齿痕。我再给小程号脉，发现他的脉位较深，脉力较小，这是弱脉的表现。

很多家长之所以对孩子晚上啼哭一筹莫展，是因为幼儿啼哭、睡不着觉本身就是一种很正常的生理现象。小孩子也有自己的生理需求，比如饥饿、环境过冷过热等。由于他没有自己觅食、调整衣被的能力，那该怎么表达诉求？他们便只能利用刻在基因里的天赋——啼哭，去吸引长辈的注意力，让长辈认识到自己当下的困难。正常来说，此时家长如果及时给孩子喂食、安抚、更换尿布、调整衣被，孩子应该会马上停止啼哭或迅速入睡。这样的啼哭显然不属于一种病，是婴幼儿为了表达诉求的生理反应。

那么病理的夜啼是什么呢？即婴幼儿夜间不明原因的反复夜啼，或者由于发热、腹痛等原因引起的夜啼。也就是说，除了就医这一途径外，家长没有办法去安抚幼儿的啼哭，或者只能等孩子自己哭累了睡着。这种情况下，家长用上喂食、安抚、换尿布、调整衣被等办法都没有效果，再加上孩子也不会说话，往往是忙得焦头烂额，手足无措。

那么，中医是如何看待小儿夜啼的呢？别急，我先来介绍一下儿科专用的"幼木"模型。

中医儿科认为，小儿的生理和病理特点可以总结为以下两句话：生理方面"生机蓬勃、发育迅速"；病理方面"脏腑娇嫩，形气未充"。什么意思呢？我们发现，孩子生长的速度是非常快的，年龄越小的儿童，体格生长和智力发育的速度就越快。古代中医把幼儿这种如同幼木般蒸蒸日上、欣欣向荣的生命活力，用"生机蓬勃、发育迅速"八个字来概括。另一方面，虽然幼儿表现出快速的生长，但机体各系统和器官的形态发育则没有完全成熟，生理功能和成人相比很不完善。一则脏腑娇弱，不耐外来邪气攻伐；二来四肢百骸、肌肤筋骨、精血津液等机体组织、结构也未充盛。古代中医把幼儿这种如同"幼木"般易伤易毁的特点，用"脏腑娇嫩，形气未充"八个字来概括。

讲完"幼木"模型，接下来我们就来分析小儿夜啼的秘密，其关键就在于以下三个字：寒、热、惊。这三个字是中医儿科通过数百年的临床实践慢慢总结得来的，一般能概括绝大部分小儿夜啼的病机。

寒，就是脾寒。脾寒腹痛是导致小儿夜啼最常见的病因。那么幼儿为什么会脾寒呢？这就和孩子的生理病理分不开了。"幼木"虽然生长迅速，一夜一寸，但是不耐风吹雨打，稍有不慎就会断枝伤叶。孩子也是一样，容易受寒，而寒气一侵入体内，就直指脾胃。为什么呢？这是因为幼儿的脾胃正开足马力为身体的生长供能呢，自然没有余力抵御外邪，因此容易受到寒邪侵染。另一方面，许多小孩贪凉饮冷，同样容易通过饮食将寒邪引入脾胃。寒邪，主收引，主痛，一旦脾寒，许多孩子立刻就会表现出腹痛的症状。更何况，夜间属阴，寒又为阴邪，在夜间，脾阳受到抑制，人体对抗寒邪的力量更弱了，因此入夜后许多孩子腹中作痛更加剧烈，又不能言语，只能啼哭不断。

热，即心热。热扰心神导致的心神不宁也是孩子啼哭的一个原因。这个病机一般和患儿母亲相关，比如母亲平素脾气暴躁，在怀孕期间频繁食用香燥炙烤之物，如烧烤、麻辣烫、火锅等；或曾过服温热药物，如肉桂、麻黄、附子等，导致体内积热，循经入腹，蓄积于胎儿。出生之后，父母又怕孩子受凉，喂养处处过温，吃得烫，穿得也多，孩子受火热之气熏灼，心火上炎，积热上扰，导致心神不安，阳燥则阴不敛阳，因此夜间不寐而啼哭。

最后一种病因是惊。惊就是惊恐，惊恐伤神也会导致夜间啼哭。一方面，幼儿神气怯弱，智慧未充，容易遭受外界惊吓；另一方面，"幼木"迅速生长的根本来源于种子（父母遗传之肾精）。快速生长需要种子不断输出能量，而根系（脾胃功能）未发育完全，不能充养种子，使得种子中的能量入不敷出；同时，肾又主惊恐，肾精不足，孩子自然容易受惊，一旦看到恐怖的事物或者听闻奇怪的声响，就会因惊恐而啼哭。惊恐伤神，日久导致孩子心神不安，梦中惊起，啼哭不止。

总结一下，各位家长记住这句话就行了：寒则痛而啼，热则烦而啼，惊则恐而啼。

小程的夜啼又属于那种呢？小程面黄，而脾色便是土黄色，这是脾虚的表现。小程的脉象是弱脉，脉位较深，脉力较弱，这是脾气虚不能鼓动脉道的表现。舌象以齿痕为主，这也是脾虚湿滞的表现。因此，小程的病机是脾寒气滞湿阻。

很多家长可能觉得，自己没有系统学过中医，不好判断孩子到底是寒、是热、是惊。这里我就要教各位家长一个非常简单的判断方法，那就是看幼儿的睡姿。

如果是像小程那样趴着睡，或者蜷卧，有种想要保护住自己腹部的感觉，那就是脾寒腹痛。而且属脾寒腹痛的患儿，哭声也比较低弱，时哭时止。如果家长这时用热毛巾按摩一下孩子的脐周，他可能就会安静入睡。

如果是仰着睡觉，喜欢把被子都踢掉，那多半是心热神烦。这样的患儿哭声比较响亮，可以持续好一阵子。如果家长在查看患儿时把灯打开，患儿反而会哭得更加剧烈。这样的孩子抱在身上，可能会觉得他浑身都在发热。此时，家长可以给孩子喂一点冰糖水，有条件的可以选用竹叶茶、生甘草茶，会取得不错的疗效。

如果排除了以上两种，那剩下的一般就是惊恐伤神了。受惊的小儿，睡姿没有什么异常，但可以看出神情是不安的。有时他们会突然吓醒，面色乍青乍白，哭声缓急不一。此时可以尝试让母亲护着小儿睡觉，也可以轻轻按摩孩子头顶的百会穴、四神聪等穴位，由轻到重，交替进行，小儿的症状会缓解很多。

我们再来看看小程的治疗吧。我们已经知道小程的病机是脾寒腹痛，那么治疗就相对容易了。对于寒邪，就要用"大太阳"（温热药物）去暖化它；同时，小程有脾虚的表现，那就要用甘（温）药来补益；小程的便秘不同于一般的热邪或津亏导致的便秘，脾虚便秘属于行气不足，推动肠道蠕动的动力亦不足，因此要在补益脾气的基础上，加入一些辛（温）味药（能够发散）来行气。总而言之，全方的基础就是甘、辛温的药物。

对于甘（温）药，我选择了最适于儿童的太子参，配合白术、炙甘草、黄芪、大枣，能够补益脾胃之气，让脾胃这台发动机更好地运转起来；对于辛温之药，我选择生姜、木香、麦芽，能够理气；山楂可以健胃，也能除食积；全蝎可以止痉止痛，对症治疗，配上蝉蜕、钩藤，可以截断疾病转变，不让症状加重。

~~~~~~

10天后，小程全家前来复诊。小程母亲告诉我，小程晚上已经不会再啼哭了，也没有再趴着睡了。这么好的效果，让他们全家人都非常高兴。

我也为小程病情的快速好转而感到愉快。我告诉小程母亲，这个方子对于小程的体质也比较适合，可以坚持服用一段时间。

~~~~~~

这则 10 天治愈 2 年小儿夜啼的医案，相信让大家对于中医治疗小儿夜啼有了信心。希望我在文中列举的许多鉴别要点，能够帮助新晋家长们在孩子夜晚啼哭时快速抓准病机，采取对应的手段缓解孩子的痛苦。

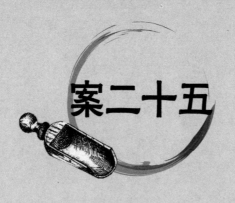

案二十五

天癸早萌性早熟，
六味地黄来稳固

经常阅读中医科普相关文章的读者朋友们可能听说过，中医自古以来就设立有小儿科。和中医妇科一样，小儿科是专门从中医内科分出来，治疗特定人群，也就是儿童的学科。

中医儿科的历史有多悠久呢？司马迁在《史记》里面，记载了一位春秋战国时期的名医扁鹊，他是现存史书中明确记载的第一位儿科医生。《史记》里是这么写的："扁鹊……入咸阳，闻秦人爱小孩，即为小儿医。"什么意思呢？扁鹊去了秦国首都咸阳，听说秦国人爱护儿童，就在咸阳专职做了一段时间的儿科大夫。可见扁鹊的医术实在是太高明了，他去一个地方，当地百姓就会为他的医术所折服。这也从侧面反映出，中医治疗儿科疾病具有悠久的历史，至少在春秋战国时期就已经形成了儿科、小儿医等专职称谓。

中医儿科有哪些优势病种呢？很多读者可能都听说过一种病，叫作"五迟五软"。"五迟五软"指的是儿童因发育迟缓出现的十种症状，包括"五迟"，即立迟、行迟、齿迟、发迟、语迟；"五软"，即头项软、口软、手软、足软、肌肉软。当然，古代出现这些发育迟缓的症状，大家都很好理解，因为生活物资缺乏，孩子营养不良嘛。

如今，生产力提高了，儿童能获得的营养也丰富了，"五迟五软"已经很少出现了。但是反过来，性早熟的患儿数量却增多了。许多患者可能要问："面临这种新时代下的新挑战，中医儿科还能从容应对吗？"今天我就用一个病例，向大家展示中医儿科治疗性早熟的方法。

〜〜〜〜〜〜〜〜〜〜〜〜〜〜〜〜〜〜〜〜〜〜〜〜〜

朱娟（化名）正是这样一位罹患性早熟的女孩（9 岁）。小朱在母亲和姥姥的陪同下，不远千里，从浙江上虞赶到我位于北京的门诊就诊。在第一次就诊时，我就发现小朱的脸色比较黑，但她母亲和姥姥的脸色都比较正常。而且小朱来自浙江，也不属于阳光直射强烈的地方。因此这给我留下了比较深刻的印象。

我询问小朱的母亲："你好，请问想为孩子解决什么疾病？"小朱的母亲从背包中拿出一张张检查单。原来，小朱在 3 个月前就出现了乳房发育的症状，近日在上虞当地的妇幼保健院诊断为中枢性性早熟。发育检查结果显示，小朱虽然只有 9 岁，但已经出现了性征发育，骨龄评估年龄达到 11 岁，性激素中黄体生成素和促卵泡生成素都升高。此外，小朱平时排气比较多、味道比较大，口气也比较重。

我看了看小朱的舌象，只见舌色是深红色的。我又给小朱号脉，一般 9 岁的孩子身体仍处于旺盛的发育阶段，脉象应该是脉势有力，脉体宽大，如波涛般汹涌，然而，小朱的脉象却不同，脉体细如丝线，脉势并不算有力，脉率较快，这是细数之脉。

~~~~~~

我相信很多读者刚看到这个医案的时候，一定有许多疑问：性早熟在中医里对应什么疾病？性早熟到底是怎么引起的，中医有相关记载吗？中医如何对性早熟进行辨证？如何选择方药？

首先，性早熟在中医中应该算是什么疾病？这个问题比较难回答。因为性早熟属于西医病名，中医古籍中没有这个病名，也没有类似的病名。但是根据性早熟的临床症状，应该属于"天癸早萌"这个概念。

什么是"天癸"呢？中医认为，天癸是人体分泌的一种能够促进和维持人体生长发育和生殖能力的物质。天癸出现的前提条件，是肾中精气充盈。《素问·上古天真论》提出：女子二七（14岁）天癸至，就出现了月经，七七（49岁）天癸竭，失去生育能力。小朱 9 岁就出现了性征发育的症状，属于天癸早萌。

西医一般认为，性早熟可以分为真性性早熟和假性性早熟。真性性早熟是由下丘脑－垂体－性腺轴提前发动，功能亢进所致，也就是说，是患儿自发的提早发育。假性性早熟是由于内源性或外源性性激素的作用，并不是患儿本身的提早发育。根据当地医院的诊断，我们可以认为，小朱属于真性性早熟，也就是说，是她的身体自行提早发育。

性早熟又是如何引起的呢？一部分性早熟患者是由于过食某些营养滋补品或误服某些促发育的药物、激素，导致身体提前发育。因此一般在面对性早熟的患儿时，我都会询问家属是否给患儿吃过一些补品，比如人参炖鸡等。我在询问了小朱家属相关问题后，她们都否认给小朱吃过这些食物和药品，那就比较难以从病史确定发病缘由了。西医认为，本病除了饮食因素以外，还有可能由社会、环境因素引起，比如生活方式的改变、情志因素等。

不论病因到底是什么，中医关注的是孩子当下的状态。那么小朱的病此时此刻到底是个什么病机呢？各位应该还记得我在"夜啼"案中提出的专用于治疗儿科的"幼木"模型。正常的孩子发育，就如同在自然界生长的幼苗，而性早熟的孩子，则好比在大棚中的作物，在过高的温度下提早萌发，因为"阳热主生发"。

因此我们可以确定，性早熟属于阳性的病变，但是这种病变是以提前损害患儿的肾精为代价的。之前提到，性早熟属于中医的天癸早萌，一般的女孩子14岁才肾精充足，出现天癸，而小朱9岁就天癸早萌，这是在透支肾精。临床上，许多性早熟的患儿，等到正常儿童发育的年龄，反而停止了发育，甚至出现发育不良的症状，这也是一个有效的例证。

因此我们可以说，性早熟的病机可能是阴虚火旺。阴虚，是肾阴亏虚；火旺，是阴血亏虚，虚火内扰导致的火旺，是一种病理的阳热生长模式。此外，中医儿科认为，孩童如同幼苗，秉受春木之气最盛。性早熟属于木气病理性的舒发过度，属于肝火、肝热的范畴。

我们来看看小朱的症状是不是符合我们对性早熟病机的分析。小朱口气重、矢气臭、舌红，都是体内热偏盛的体现。阳热炽盛使血流速度加快，因此舌象变红。热邪导致胃腑运化功能反常加强，胃肠蠕动加快，排气就会增加；胃火熏灼食物，因此会有臭气排出。小朱的脉细数，细脉就如同河道里的水流减少，属于阴血亏虚的表现；而数脉则是虚火旺盛，使脉象反常加快的表现。小朱的面色黧黑，这也是不正常的。大家知道，中医五行各有其代表颜色，如肝木代表绿色，心火代表红色，脾土代表黄色，肺金代表白色，肾水代表黑色。小朱的脸色是肾气的病理性外露所致。可以说，小朱这些症状背后的病机，符合我们之前对性早熟阴虚火旺、肝火亢盛的分析。

既然小朱的病机是阴虚火旺、肝火亢盛，治疗时就要滋阴降火、清肝泻火。滋肾阴、降虚火，就要用到各位读者所熟知的名方——

六味地黄丸。六味地黄丸中，山药补益脾肾，山萸肉补益肝肾，地黄功专补肾。此外，我在方中同用生地熟地，这是温补名家张景岳的经验，使用熟地是为了补肾益精血，使用生地则是为了滋肾阴、降虚火，这样既可以治疗小朱天癸早萌导致肾精亏虚的病机本质，也可以治疗阴虚火旺导致的一派热象。除了这三味主药以外，六味地黄丸中还有另外三味：丹皮、泽泻、茯苓。其中泽泻利湿而泄浊，可以去补药之滋腻；茯苓健脾，配合山药健脾益气，因为补脾是补肾的基础；丹皮清泻虚热，既可以清小朱的虚火，也可以佐制山萸肉、熟地这些热药。

在六味地黄丸的基础上，我又加入了牛膝补肝肾、填骨髓；麦芽、栀子配合丹皮清肝泻火；天花粉滋阴；神曲健胃。至此，针对性早熟的方子就制定完成了。

因为小朱家较远，性早熟也难以取得速效，因此我给小朱开了30副药，嘱其喝完药后复查，带着化验单再来复诊。

～～～～～～～～～～～～～～～～～～～～～～～～～～～～

1个月后，小朱在母亲和姥姥的陪同下前来复诊。结果化验单显示，黄体生成素和促卵泡生成素都已正常。小朱一家对疗效感到非常满意。

～～～～～～～～～～～～～～～～～～～～～～～～～～～～

特别要注意的是，中医认为"小儿肾常虚"，因此六味地黄丸最早就是用来治疗儿科疾病的。即使对于性早熟的患儿来说，提早萌动也不代表着其"肾常虚"的生理特点被改变了，而是更体现了本病是一种病理性过度生长发育的本质。可以说，这种病理性的"火"其实是肾虚过度所引起的，因此更需要使用六味地黄丸补肾。

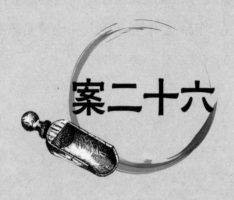

案二十六

腹胀廿年如怀孕，
服药一月能蹲起

临床上有一些患者，他们疾病的形成过程，我称之为"温水煮青蛙"式。为什么叫作"温水煮青蛙"式？因为这类疾病的初始症状往往很轻微。

比如，对于消化系统症状来说，便秘、泄泻、胃痛大家都非常重视，一旦出现立刻会去医院就诊，这些症状也迅速得到了控制，不会继续加重。但是极少有人关注腹胀，觉得不过是这次吃多了一点，肚子胀了，没什么大不了的。

像腹胀这种看似轻微、不重要的症状不断累积，等到明显加重，患者就会寻求西医的治疗。西医对于这种单个症状的疾病也没什么办法，只能做一些对症的处理，往往不起效果。久而久之，"青蛙"就被煮熟了——患者的症状已经非常严重，后悔也来不及了。

此外，由于人们普遍不重视这些轻微的症状，患者就算想表达其正常的诉求，也难以被旁人理解。因此，这些症状给患者造成了很大的心理负担，变成了"不可为外人道也"的疾病。

今天，我想和各位读者分享这么一个病例。患者也是因为没有在意腹胀这个单纯的症状，听之任之，最终使其加重成了四处求医十余年也没有解决的顽疾。在看病例之前，我想让各位读者猜测一下，腹胀这么轻微的症状，到底能加重到什么程度？

孙闵（化名）女士一家都来找过我看病。孙女士的女儿曾来我这里治疗过腹胀，如今，孙女士也被女儿带来，治疗腹胀的问题。

孙女士一家已经和我很熟了，因此一进诊室就开门见山，直接介绍起病史来。孙女士的肚子已经胀了有二十多年了，毫不夸张地说，肚子胀起来真如怀孕了五六个月一般。简简单单一个腹胀，孙女士起初并不重视，等症状严重了才四处求医。治了十多年，全国各地都去过，中西药物都用过，包括促胃动力的西药、助消化的中药等，但是毫不见效，肚子一天比一天大，上面堆满了肉，让她连蹲下、站起都无法做到。除了腹胀以外，孙女士胃口特别好，大小便都正常。

我看了看孙女士的舌象，只见舌体胖大满口，舌边有齿痕，舌苔上有厚厚的一层颗粒样物质堆积，这是腻苔的表现。我又为孙女士把脉，孙女士的脉长度上不及三指，但是应指圆滑，指下如有滚珠，这是短滑脉。

～～～～～～～～～～～～～～～～～～～～～～～～～～～～～～～～

大家可以看到，孙女士就是一个典型的"温水煮青蛙"式的病例。一开始的时候，虽然有轻微腹胀，但是孙女士并没有重视。在饮食习惯、情绪等因素的影响下，她的腹胀不断加重，最终肚子如同怀孕五六个月般大小，严重影响其生活质量。

腹胀的症状又会反过来影响患者的心理。孙女士第一次来就诊的时候，说话那是滔滔不绝，一旦张口就绝不闭上，只想把自己的症状一股脑地倒出来，仿佛都说出来以后症状就会大大缓解，这种症状明显属于中医所说"肝郁"的情绪表现。中医古籍认为，肝郁的症状有"善太息"，就是喜欢叹气，一叹气，身体症状就会缓解。这说明什么呢？说明叹气是身体对于体内气机郁结的一个自我反馈机制。气郁结得厉害了，就想叹一下，把这股结在一起的浊气给它排出去，这样症状就会减轻。孙女士虽然不叹气，但是不断倒苦水的行为模式和"善太息"是一个道理，都属于机体的自我调节机制，这说明腹胀已经严重影响了她的情绪。

在中医看来，腹胀到底代表了什么病机呢？"脾气主升，胃气主降"，在脾胃中，脾主输出能量，主升清气，方向是向上；而胃主排出糟粕，主降浊阴，方向是向下。肚子胀的原因，就在于气既不能向上，也不能向下，团聚在中间，气机难以运行。套用到脾胃"发动机"模型上，就是一方面脾虚，该升的气升不起来，就往下坠；另一方面胃虚，该降的气也降不下去，就堆积在肚子中间。我们可以用"该升不升，该降不降"来总结腹胀的病机。

对于正常人来说，中焦脾胃就是交通枢纽，清气该往上去充养大脑就得往上，浊气该往下排出体外就得往下。一旦这个交通枢纽出了问题，清气和浊气一股脑地停留在这里，仿佛交通大堵车。气不是白运行的，它是携带着任务和使命的，就如同大货车装载着货物在高速公路上奔驰，气也是载着血、津液在身体里运行。如果气一直堵在肚子附近，气所携带的血啊津液啊也都郁结在了这里，那么多"物资"被迫稽留在此，肚子附近的肉自然就变多了。因此我们可以看到，孙女士的肚子不断增大，症状愈发严重，腹部的肉也越来越多，以至于蹲下、站起都做不到了。

我们再来看看孙女士的舌脉。孙女士舌体胖大，舌边有齿痕，舌苔腻，这都是脾虚湿盛的表现。脾虚，代表机体这台"发动机"的效率下降，人体的能量——气的生成也就减少了。气无法推动津液运行，津液聚集就成了湿邪。湿邪堆积在舌上，就显得舌体胖大，苔腻，两边容易被牙齿压住，因此边有齿痕。

孙女士脉象有短、滑两个征象，短脉要和孙女士的年龄联系起来看。孙女士已经52岁了，女性七七（49岁）天癸竭，肾精亏虚，气血不足，因此脉象短。滑脉多主湿邪，而孙女士体内亦有湿邪的表现。

总的看来，我们可以认为，孙女士的病机包括肝郁脾虚、气血亏虚、湿阻中焦，是"瘀堵"导致的疾病。

对于这种"瘀堵"性质的疾病，应该怎么治疗呢？清人王旭高在他的《治肝三十法》中提到："肝气乘脾，脘腹胀痛……培土泄木之法。"这提示我们，对于一般的腹胀患者，如果是肝郁脾虚导致的，就要用补土、泄肝的方法，首先在于梳理肝气。

梳理肝气的药物多为辛味药，因为辛味主发散，能够理气。然而，辛味药的弊端在于会耗伤阴液，因为风大了，地上的水蒸发的速度就会加快。孙女士的年龄以及脉短的征象，说明她本身已有肝肾阴虚，如果大量使用柴胡、枳壳之类的辛味药去梳理肝气，可能会更加耗伤肝阴。因此，我们得换一个思路。

肝为刚脏，如同一位将军，容易钻牛角尖，一旦遇到和它"别苗头"的人或事，就会"怒发冲冠"，这就是"肝郁则气滞"的由来。我们使用辛味药，是为了疏通气滞（果）来缓解肝郁（因）。如果这条由果及因的路走不通，我们就由因及果，退而求其次，先来安抚将军的脾气。因此我们选用"急者缓之"的方法，先来让将军从绷紧的状态舒缓下来。这就是"肝体阴而用阳"的奥妙。中医认为，肝脏的实体属阴，为血脏，但是功能却属阳，在气上做文章。当我们在气这方面走不通的时候，就要从血这方面来下手。我先选用大量芍药、当归、川芎来濡养肝血，肝得到濡养，拘急的状态就会放松，肝郁的状态也就解除了。

孙女士的第二个问题是脾虚。我在这里使用茯苓和白术健脾，补益气血，配合泽泻疏通中焦，利湿化浊，把蓄积在中焦的大量病理产物从下焦排出。这六味药加在一起，就是传世名方"当归芍药散"。再配合木香、香橼、陈皮理气消痰，防风、大腹皮、冬瓜皮引药达表，肉桂温阳以化湿。久病之人往往局部会有瘀血留滞经络，因此还用一味莪术推动局部瘀血。至此，针对孙女士疾病的方子就拟定完了。

14天后，孙女士复诊，口述平时已不腹胀，偶尔吃完饭后还会腹胀。不仅如此，她的大便变得通畅了，生气的次数也减少了。我看了看孙女士的舌象，舌仍胖大，但是齿痕消失了。脉体仍短滑。

孙女士症状的缓解，说明我们的辨证思路以及处方用药的方向都是正确的。在初诊时，我们开方以针对肝郁、气滞和湿阻为主，对脾虚的治疗稍显不足，因此孙女士虽然情绪变得稳定，但是吃完饭偶尔还会腹胀。总而言之，在之后的治疗中，我将加强对脾虚的治疗。

治疗脾虚，就要用到甘温之药。如果孙女士体内气滞湿阻的病机没有缓解，直接用甘温的药物反而会促使湿邪的增加，这也是我第一次治疗时不以治疗脾虚为主的原因。

我在方中先加入桂枝、生姜、大枣、炙甘草、黄芪、山药、白术等健脾益气的药物，之后加入当归、白芍、麦芽养肝、缓肝；以熟地配合山药补肾，治疗孙女士脉短、肾虚之像；以陈皮、枳实配合白术等理气化痰祛湿；以鸡内金健脾、破瘀，可以减少肚子上的肉；以大腹皮行气宽中，利水消肿。

～～～～～～～～～～～～～～～～～～～～～～～～～～

1个月后，孙女士第二次复诊，口述腹胀的症状完全消失，已经能自行蹲下、站起。此外，孙女士急躁的情绪也已经好转，孙女士一家人都非常高兴。

～～～～～～～～～～～～～～～～～～～～～～～～～～

人体之中，肝脾的关系是如此密切和复杂，任何一方偏盛偏衰，都会导致疾病产生。再结合患者本身的体质、情绪，会让情况变得更为复杂。中医古籍中有大量的方剂专门治疗肝脾不和的疾病，就算是同样的几味药物，药量的增减也会导致药效偏重的不同，这为中医治疗不同的患者、不同的疾病留下了可操控的空间。因此，中医对于治疗此类疾病有着深远的历史和丰富的经验，必不负各位患者的信赖。

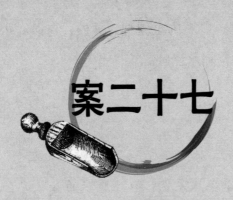

案二十七

粉刺痘痘病机巧，
枇杷清肺疗效好

在我的门诊中，经常出现一类特殊的女性患者，她们前来就诊的最大诉求，既不是女性独有的妇科疾病，也不是一些常见的失眠、焦虑症状，而是来解决一种独特的脸部皮肤病——痤疮，也被称为粉刺或青春痘。

许多患者经过中医治疗后，1～2周就能消除脸上大部分的痤疮和粉刺，部分患者甚至在复诊时说，只用了一两天药就把痤疮消下去了。那么，中医到底怎么看待粉刺和痤疮呢？爱美的女性朋友们平时又该做些什么来防止痘痘复发呢？

为了照顾这些爱美的读者们，我就单独来讲一讲，中医是如何治疗粉刺痤疮的。我们先来看一个案例。

汪顺（化名）女士走进我的诊室大门后，我询问她主要想解决什么疾病，她便指了指自己脸上的痘。

日复一日的面部粉刺已经困扰了汪女士将近1年之久，主要以两侧下颌为主。痘的颜色一开始还是红色的，到现在颜色已经偏紫了。除了脸上起痘以外，汪女士还有易疲劳、月经周期较短（22天）、排便困难的表现。

我观察汪女士的舌象，只见舌色红，苔黄，舌面上可见红色点刺。我又为汪女士把脉，只觉脉体宽大，波动幅度亦大，脉势和缓，这是大脉。

我们先来看看古人对粉刺、痤疮的理解。

中医在很早的年代就对粉刺、痤疮这类皮肤病有所认识，但对这类病形成一个权威、统一的评价还是要到明清时期。当时清朝的医疗机构为了培养医生，编写了一本医学统一教材，叫作《医宗金鉴》。《医宗金鉴》和现今的医学教科书已经很像了，里面也有内科和外科之分。其中，外科部分专门分出一章写粉刺这类疾病，标题叫作"外科心法·肺风粉刺"。

我们先看这个标题。古人把粉刺叫作"肺风"，这说明什么呢？这有两层含义。第一，粉刺的根源在中医讲的肺脏；第二，"风"的含义是说，粉刺的病位偏表，治疗时要注意让药力达表。这比较好理解，毕竟粉刺属于皮肤病。

为什么古人会认为粉刺和肺脏有关呢？

中医认为，肺在体合皮，其华在毛。也就是说，和全身皮肤、毛发有关的疾病，一般都可以从肺这个角度去治疗。此外，古代的中医通过解剖发现，肺脏是包围着心脏的，就像心脏的保护伞一样，而古人认为，心是全身最重要的部分，就如同一国之君主。那么肺作为心的保护伞，充当的就是"华盖"的作用，也就是君主出行时，轿子上遮风挡雨的盖子。因此，如果肺脏、肺经有病，就容易表现在人体的皮肤上，最常出现在人体上部，比如头、面等的皮肤上。

大家可以拿感冒作为对比。普通的感冒一般可以看作是肺脏、肺经感受了外邪而发病。得了感冒后大家是不是发现，全身的皮肤都开始发红、发热，特别是头面部的症状更严重？这就是肺病的特点。

粉刺的病位找到了，那病机又该怎么分析呢？《医宗金鉴》还是给出了答案："此证由肺经血热而成。"明代著名的外科学家陈实功也在他的著作《外科正宗》中提到："粉刺属肺……总皆血热郁滞不散所致。"当然，在后世医学的发展过程中，中医学家还为这种病分出了湿热证、痰湿证等其他分型，但是总的来说，粉刺还是以肺热证为多见。

粉刺的病机其实还是比较好理解的。各位爱美的"小仙女"应该都有体会，在熬夜、吃火锅或情绪激动时，粉刺和痤疮就容易爆发，这些都属于产生内热的病因。身体内的郁热入了血分，循肺经向上传，到了面部，血热想自发地透出来，就形成了粉刺这样的疾病。

另外还有一种方法，是通过痘痘的颜色来判断疾病的性质。清代的温病学家们花了很长的时间和瘟疫类疾病抗争，总结了一套通过观察体表斑疹以探知身体内部病变的方法。清代医学家陆子贤总结说："斑为阳明热毒，疹为太阴风热。""太阴风热"中，"太阴"指的就是手太阴肺经，是不是和《医宗金鉴》说的"肺风粉刺"概念类似？当然，这也不是绝对的，如果疾病持续时间较久，这种热也可以入血。

从颜色上看，如果痘痘颜色为红色，那代表血行顺畅，正气充盛，邪热有外透的倾向。如果颜色转为紫色，那就表示热邪已经入了血分，是血分热毒深重的表现；如果颜色紫黑，那就是火毒极重的表现，而且患者本身很可能气血不足，无力抗邪。

我们来看看汪女士的疾病是否能和上文的分析对应。我在本书中多次提过，对于女性的疾病，如果不好判断其性质，可以先从月经入手。汪女士月经周期比较短，但是经量正常，没有血块。我们可以通过"河流"模型分析：月经周期延长，一般说明胞宫这块土地受到河流的灌溉减少，这可能是寒邪导致河流冰封，也可能是脾虚导致气血不足，使河流中流淌的水减少了；反过来说，月经周期缩短，可能是由于热邪推动了河水加速运行。我们发现，汪女士的月经量是正常的，没有变多，这说明河流中的水量并没有增加，是热邪在推动河水加速运行。因此，汪女士的身体总体是属于偏热状态的。

我们再来看看汪女士的其他症状。汪女士的粉刺已经持续了快一年，从红色变为紫色。红色代表热邪尚不严重，而紫色则代表热邪已经入血，因此汪女士会出现月经经期缩短的症状。此外，汪女士还患有便秘，这和热邪也有很大关联。粪便的排出可以用"河舟"模型分析。只有河流（肠道）中的流水（津液）足够，舟船（粪便）才能顺利在河流中运行。如果热邪将河流中的水都蒸发了，舟船就只能搁浅在河道内。

汪女士还有疲劳的症状，这又是为什么呢？一般来说，人体如果感受了阴寒的邪气，才会觉得疲劳；人体如果感受了阳热的邪气，应该觉得亢奋才对啊。中医学中有个概念，专门解释这个问题，叫作"少火生气，壮火食气"。这是什么意思呢？正常人体的生命之火（少火）能够推动人体的生命活动（生气），而外来阳热邪气在人体内产生的病理之火（壮火）反而会耗伤人体本来的生命之火（食气），导致人体生命活动效率的降低，因此人会觉得无比疲劳。

我们最后来看看汪女士的舌脉。汪女士舌色红，苔黄，舌面上可见红色点刺，脉大。舌色红和苔黄都是热邪的表现，舌上的红色点刺则说明血分有邪热，使点刺迸发于舌面之上。脉大则是热邪鼓动气血，使气血冲击脉道所致，就如同河流不断冲击河床一般。

总的来说，汪女士疾病的病性属热，病位在肺。

如何治疗汪女士的粉刺呢？我们还是一步步来选药。首先，我们要选主入肺的药物，以期起到清肺热的效果。我选用枇杷叶和桑白皮。枇杷叶味苦气平，秉秋收之金气，功专入肺，具有降肺的功效，有很多止咳膏专门使用枇杷来止咳，就是取它入肺降肺的作用，在本方中，使用枇杷为主药，也是用它起到降肺热的功效。桑白皮性寒味甘，入脾肺，可起到清脾肺之热的效果，在古代，人们还用桑白皮来缝合疮口，促进伤口愈合。这类对皮肤有较好作用的药物，一般名字里都有个"皮"字。

接下来，我们要选能够清热解毒的药物，我选用黄连、黄柏。黄连和黄柏，性味苦寒，可以起到清热燥湿、泻火解毒的作用。由于汪女士的热邪已经入了血分，因此还要加一味药，用它把深入血分的热邪提出。我在这里使用连翘，连翘能够清心、消痈肿，证明它可以入血分，清血分的热邪。

当然还要注意，前方所选用的药物都是凉药，许多女性患者本身体寒，可能对此不耐受，服用药物以后反而会出现腹痛、泄泻、月经血块等问题，此时最好提前在方中加入一些温药，如人参（或党参）、甘草、干姜、炒白术等，也可以加入一些名字中带"白"的药物，这类药物往往有美白皮肤的作用，如白芷等。当然，在日常生活中，大家也要注意自己的生活习惯，比如避免剧烈的情绪波动，减少熬夜，少吃火锅、烧烤等，调养好自己的身体，避免疾病反复。

另外，根据痘痘出现的部位，适当地加入一些归经的药物也很有必要。比如汪女士的痘痘以下颌部为主，很有可能是下焦肝肾或膀胱的湿热，那么可以使用黄芩、茵陈、车前草、泽泻等清利湿热，因此我在方中加入了茵陈和泽泻。而如果患者痘痘在两颧比较多，可以认为是肺部的病变，或者左肝右肺，可以随证加减。

最后，根据粉刺的特点，我又加入了三味特殊的药物。治疗血分疾病当活血养血，因此我加入了当归，同时当归还可以润肠，有助于解决汪女士便秘的问题；由于粉刺为皮肤疾病，所以我加入了防风和皂角刺，这两味药对于皮肤病，特别是粉刺和痤疮有较好的疗效。

~~~~~~~~~~~~~~~~~~~~~~~~~~~~~~~

14天后，汪女士复诊，其面部的痘痘绝大部分都已经消失了。此外，汪女士的大便也变得通畅了。

~~~~~~~~~~~~~~~~~~~~~~~~~~~~~~~

　　我为汪女士所开的方子，基本是以治痘名方"枇杷清肺饮"为基础加减所得。当然，如果患者们长时间使用此方无效，也不要一直盯着此方不放，不妨重新审视一下自己的痘痘是怎么出现的，是不是符合肺经血热这一病机，因为还有如痰湿证、湿热证等其他分型。比如一些经常伴有大便干燥、小便短赤、口干口苦的患者，就要认识到自己可能属于湿热证，这时需选用茵陈蒿汤进行加减；而一些经常倦怠乏力、容易大便泄泻的患者，就要意识到自己可能是痰湿证，这时应选用四君子汤加减。

　　清热解毒兼凉血，肺胃蕴热粉刺医。各位爱美的读者们，你们学会了吗？

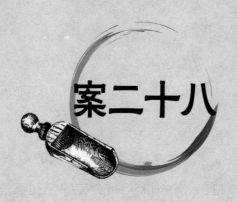

案二十八

便秘病机因人异，
河中快舟顺流去

在我的门诊中，不同性别、不同年龄段的患者各有其疾病特点。比如一位患儿，很有可能是来看消化系统问题或是呼吸道疾病；青春期的少男少女，一般是来看青春痘或是学业压力过大导致的失眠、焦虑等疾病；三十岁左右的夫妻，往往是一同前来备孕的；中年女性，以看月经病或是更年期综合征居多；中年男性，一般是来调理身体，解决代谢综合征相关问题；老年人则以看腰腿毛病等骨关节问题居多。

这就是根据临床观察总结病例后得到的经验。所以很多时候，我在门诊中一看到患者走进大门，通过观察年龄、面色、步行姿态等信息，就知道他（她）的主诉在哪儿。

但是有一种疾病，它会出现在所有患者身上，且不分性别，无论老少。这种病就是便秘。幼儿可能因为积食导致便秘；青春期的少男少女火气旺盛，加上饮食偏嗜，也容易便秘；已婚夫妻饮食习惯相同，要么不便秘，一旦便秘定是两人同时病发；中年男女生活节奏快、压力大，便秘也时常发生；老年人肾精亏虚，便秘的更是比比皆是。

很多人认为便秘时只要喝点润肠的药物就可以了，这种观念其实是不对的。便秘的原因人人各不相同，并不是只用大黄、芒硝、番泻叶之品就能治愈的。比如我遇到过一个便秘的患者，经过我的治疗，不仅便秘的症状改善了，手脚凉、头痛、痛经的问题也解决了，而这些症状的病因其实是同一个。

刘彤（化名，16 岁）来我的门诊就诊时，我问她主要想解决什么问题，她告诉我，主要想解决便秘的问题。

据小刘自述，她最近 3 年时常便秘，大便经常 3 天一次。而且小刘的便秘很奇怪，并不是如常人般便质干硬，而是一开始是干的，后面就是稀的。在月经方面，小刘每个月来月经的前两天就会痛经。此外，小刘还有饭后腹胀、容易发脾气、一年四季手脚冷等症状。此外，小刘有时候左侧头部会痛。

我看了看小刘的舌象，发现她舌色黯，舌头上有瘀斑。我又给小刘把脉，只觉手下的脉往来滞涩，脉体细瘦，脉来迟缓，这是涩脉。

很多人认为便秘就是大便干结，像羊粪球那样，半天无法排出。但实际上，临床上有各种各样的便秘症状，比如有的患者吃饭虽然多但是大便少，有的患者是大便黏滞而无法排出，又比如小刘的大便是一开始硬后面稀。症状不同，治疗方法自然也不同。

那么，小刘的便秘到底是怎么引起的呢？

我们可以用"河舟"模型来说明便秘问题。人的肠道好比一条河，粪便就犹如河流中的船只。船只想在河中正常航行，既要有适量的河水，也要有足够的风力。

如果河水太少，船就会搁浅。庄子在《逍遥游》里用很生动的笔墨描写了这一现象："且夫水之积也不厚，则其负大舟也无力。覆杯水于坳堂之上，则芥为之舟，置杯焉则胶，水浅而舟大也。"水浅而舟大，这是绝大多数人便秘的原因，表现为大便如羊粪球一般无法排出。

当然河水之所以少，也有不同的原因。有的是因为气温太高（热邪），把河水都蒸发了（伤津），这就是《伤寒论》里著名的"阳明实证"。"阳明"指的是胃肠，"实证"指的是实热证，"阳明实证"最主要的表现就是患者高热、便秘，治疗注重"急下存阴"，即要以最快速度让患者排出大便，以保留体内的津液。

有的则是因为河水源头（脾胃）产生的水（津液）减少了，这就是脾虚便秘。虽然看上去患者肚子胀胀的，是实证，但治疗还要继续补脾以增加气血。古代有很多医案都描写了在这种情况下，医生和患者对疾病理解的矛盾。

如果河流中的河水太多，患者反而会表现为泄泻。这点大家比较好理解：如果河里都是泥沙（湿浊），船也无法正常行驶，患者就表现为大便黏滞不爽、里急后重。

一般的医生和患者都是从河水的角度来思考问题，但像小刘所患的这类便秘，却是"风力缺失"的问题。如果没有大风来推动船，船也不会行驶，患者便会表现为便秘的症状。中医认为这是"气滞"，一般是肝的问题。

我们来看看小刘的全身症状能不能用肝郁气滞来解释。首先，小刘大便的特点是一开始干硬，后面变得稀溏。这是为什么呢？中医认为，肝郁能克脾土，导致脾虚，是个因果关系。那么肝郁为主的时候，气滞，风力不足，大便就会干硬；而脾虚湿阻为主的时候，河道里泥沙俱下，反而会使大便变稀。

我们再来看看小刘的其他症状。小刘好发脾气，这是肝郁的表现。肝就如同古代的将军，一身正气，刚直不阿，一遇到什么不顺心的事情，就会郁而发怒。小刘饭后腹胀，也和气滞有关。我们在本书前两则腹胀案中提到过，腹胀是由于脾胃之气"该升不升，该降不降"导致的。肝郁气滞，气的流动性就会降低，再加上人必须摄入食物，脾胃把大部分能量用在消化食物上面后，推动气流通之力就更少了，因此小刘饭后容易腹胀。

为什么小刘手脚冷呢？小刘体内之气的流动性减弱，就如同一张网，把全身的阳气封在了体内。阳气想要去温暖身体的肢端，就显得力不从心。肝胆互为表里，肝郁气滞也会影响到胆经的气血运行，而胆经的运行正好经过头部的侧面，因此小刘会有偏头痛的问题。血液的正常运行要依靠气的推动，肝气停滞，气的推动力量就弱，就会形成血瘀，而瘀血就会导致痛经。小刘舌颜色黯，舌上有瘀斑，这是血瘀的表现。脉涩，体现了血液运行的艰涩不通，侧面反映了瘀血导致脉道不通畅，因此血流艰涩。

总结下来，小刘的便秘病机属于肝郁脾虚，气滞血瘀湿阻。

对于小刘这样因风力不足导致的便秘，我们治疗时首先要使用理气的方法。只有梳理一身之气，才能解除肝郁；只有使气推动的力量增强，才能活血祛湿，解除血瘀湿阻的病机。

理气药千千万，如何去挑选呢？那就要找准病位。在这里，我选择两个病位，分别是肝和脾。肝郁气滞导致便秘，是小刘疾病的本因，但同时也要兼顾脾虚湿阻以及腹胀的症状。对于入肝经的理气药，还是以柴胡为君，因为它辛、苦、微寒，可以起到梳理肝气的作用。对于脾胃气滞，主要使用枳壳理气解郁，症状严重者甚至可以使用药力更强的枳实来代替。为什么选择这两味药呢？柴胡以辛味为主，辛主升发，柴胡梳理肝气，主要起到向上的作用；而枳壳以苦味为主，苦主沉降，梳理气机，主要起到向下的作用。两者一升一降，好似形成一个风旋，可以互相加强舒畅气机的功效。

之前我们说过，"肝体阴而用阳"，肝的功能表现在气，是阳的一方面；而肝的本体却由血组成，是阴的一方面。因此，疏肝解郁一定不能忘了在血的方面去滋养肝脏，让肝脏本身舒畅。这里我使用白芍去柔肝、养肝，补养肝血，条达肝气。

治疗便秘时，一般有两个方面必须要照顾到。一是必须要注意增加河道水流量，我在方中加入了肉苁蓉、瓜蒌，这些药物都可以起到润肠通便的效果。二是要注意肺和大肠的关系。很多人看到便秘就想到肠道，但是却忘了肺脏和大肠腑互为表里，肺气的宣发肃降也会影响到肠道气机的通畅。如果使用一些药物，使肺脏的气机通畅，大肠的蠕动也会同时得到加强。我在这里使用苏子降肺通便。

小刘还有脾虚的病机，这很有可能是肝郁引起的。清代治疗肝病的大家王旭高认为，肝郁脾虚的治疗应当"温中疏木"。疏木的药物我们已经选好了，接下来就要使用温中的药物。我选用了生姜、陈皮、生白术和吴茱萸。生姜和陈皮可以健脾祛湿，大剂量的生白术也可以起到通便的作用，而吴茱萸可以治疗肝胆经的头痛。小刘还有一些瘀血的问题，我在方中加入川芎、香附。川芎是治疗头痛的要药，而香附是"血中之气药"，意思是这味药同时可以起到活血和理气的功效，对丁小刘的病机是十分适合的。

14 天后，小刘第一次复诊，口述大便变得通畅，现在基本上都是 2 天一次，偶尔还是 3 天一次；同时腹胀也减轻，头已经不痛了。

我们能看到，第一次复诊时，小刘的症状已经开始减轻了，这说明我们对小刘病机的把握和治疗的方向都是无误的，因此我依然使用原方的思路去治疗。苏子、白术、苁蓉、枳实、生姜、吴茱萸在方中都没有变，又用厚朴配合枳实，加强理气的效果；用杏仁配合苏子，降肺气；用桃仁增加活血力量；用党参增加健脾力度；用郁李仁增加润肠功效；用半夏增强祛湿之力。由于患者临近月经，再用一些怀牛膝引血下行，帮助下血。

~~~~~~

20 天后，小刘第二次复诊，口述大便已正常，无痛经。

~~~~~~

通过这一病例，各位读者可以知道，"河舟"模型能准确地帮助我们对便秘相关问题进行分析。便秘的症状千千万，每个人的便秘原因都不同，而中药对于便秘是有很大帮助的，当然前提是要辨证准确。

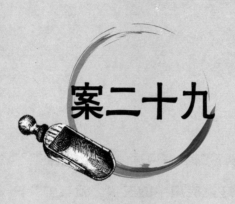

案二十九

糖尿病三多一少，
益气养阴取疗效

各位读者就算没怎么听说过"代谢综合征"这个名词，肯定也都听说过这类疾病中的三只"领头羊"——"三高"。"三高"是指高血糖、高血脂和高血压，这些疾病的出现，和人体代谢有很大关系。本章我们主要来讲一讲高血糖或者说糖尿病的治法。

我相信各位读者对于糖尿病已经非常熟悉了，可能有的读者自身或者家属也有部分血糖代谢的问题。这一点也不奇怪，因为糖尿病是一种很常见的疾病。

今天，我就借一个医案，简要地向读者们介绍一下糖尿病的治疗方法。相信各位读者学习以后，即使还不能直接上手，至少能对糖尿病的中医治疗有一定的认识。

刘刚（化名）先生，45 岁，因年龄的增长和工作压力的增大，体形逐渐开始走样。他第一次来到我的门诊就诊时，我询问他主要想解决什么问题，他便开始给我讲起他体检的经历。

刘先生从 2003 年就发现自己有高血压和糖尿病，但一直都没有好好治疗。2018 年 10 月，他体检时空腹血糖达到 16mmol/L，迫不得已只能住院治疗。住院后注射胰岛素，吃二甲双胍、西格列汀等降糖药物治疗。最近他的空腹血糖控制在 10 mmol/L 左右。除了降糖药以外，他每天必须吃美托洛尔降血压、减缓心率，现在每天血压在 130/90mmHg 左右。这些疾病令刘先生的生活质量不断下降，且出现了失眠的症状，每天睡半个小时就要醒一次。除了失眠以外，他还有腹泻、头晕、口苦、多汗等症状。

我先看了看刘先生的舌象，发现舌色红，无舌苔。我又把了刘先生的脉象，脉搏动速度较快，但是脉体较细，如同一根细线一样，这是细数脉。

我相信各位读者对于"糖尿病"这三个字是很熟悉了，但是对于糖尿病的成因可能还不太了解。糖尿病，顾名思义就是人体的尿液中出现了糖分。一般来说，人体的尿里是不会有糖分的，或者含量极少，这是因为肾脏组织里的肾小管会重新吸收原尿中的糖分。而一旦原尿中的糖分超过了肾小管的重吸收能力，这部分没有被吸收的糖分就会随着尿液排出来。

尿液中的糖分从何而来？当然是从血液中来。那么，为什么血液里的糖会超量呢？常见的原因有两个。一是吃得太多，但是吸收和利用不足，导致过多的糖分"滞留"在血液里；二是胰岛素的减少或抵抗。胰岛素能让你的身体细胞吸收糖分，如果胰岛素分泌不足或者身体对胰岛素有了抵抗，就会导致细胞吸收糖分、利用糖分不足，这样也会导致糖尿病。

总的来说，糖尿病确实有一部分遗传因素（1型糖尿病），但是这类人较少，绝大部分人得的2型糖尿病的病因，还是和肥胖类似，即摄入太多，利用太少。

中医和西医的观点类似，但病因是从"糖尿病"的症状反推出来的。为什么我要把"糖尿病"这三个字打引号呢？因为中医古籍中没有"糖尿病"一说，但有一种病和糖尿病的症状类似，这类病就叫"消渴病"。

消渴病的症状有哪些呢？和糖尿病一样，"三多一少"：多饮，多食，多尿，体重减轻。我们一条条来分析。

为什么会多饮？这个问题其实就是问"人为什么会口渴"。口渴，自然是体内水少了，身体就会反射性地想去获取水分。在中医里，人体中的"水"其实是指人体内的"阴液"。当人体内的"阴液"少了，如同土地失去了水流的滋润，就会逐渐干涸（口渴）。

为什么会多食？有读者会说："多食就是因为饿了。"但是糖尿病患者的多食，表现在进食频率要比一般人高很多，往往上一餐才吃完，就嚷着想吃下一餐。两餐之间相隔的时间如此之短，人体不可能把食物完全消化掉，所以饥饿不是全部原因。那到底是为什么呢？

我们在汪女士的粉刺案中曾经提到一个中医学的概念，叫作"少火生气，壮火食气"。这是什么意思呢？正常人体的生命之火（少火），能够推动人体的生命活动（生气）；而外来阳热邪气，在人体内产生的病理之火（壮火），反而会耗伤人体本来的生命之火（食气），导致人体生命活动效率的降低。

大家知道，一个人之所以得糖尿病，就有摄入食物太多的因素。这么多废料（食积）堆积在脾胃这台"发动机"里，拖累其运行，导致其工作效率日益减缓。但是脾胃还想尽全力去消化这些食物，就导致"发动机"（胃）运行所需要的能量（气血）超过了它运转（运化食物）所能提供的能量（气血），结果就是从总体看，产出的能量是负数。

换句话说，一般人的脾胃通过不断地运转（少火），产出的能量是正的（生气）；但是糖尿病患者的脾胃，在饮食的拖累下，强行进行运转（壮火），总体看还消耗了大量能量（食气）。这就使得糖尿病患者不断渴求食物，越吃越觉得饿。中医学中专门有一个词来描述这种症状，叫作"消谷善饥"。

为什么会多尿？自然地，因为患者饮水多，自然就会尿得多，但这不是主要原因。我们要想到，脾胃发动机内的"壮火"，或者说食物堆积导致的"郁热"，就如同农田上的大太阳——太阳光越猛，就越能促进植物的生长。人体内的郁热，也会使人体的代谢出现病理性加快，因此尿液的生成也会增加。

为什么体重会减轻呢？经典的糖尿病模型中，是有体重减轻这一症状的。但到了现代，糖尿病患者的体重是否还会减轻是有争议的。因为随着生活水平的提高，许多糖尿病患者都成了大胖子，体重相比以往反而增加了，但到了疾病的后期，几乎所有糖尿病患者都表现为消瘦的体型。这是由于随着脾胃这台"发动机"效率的下降，能量（气血）的生成不断变少，机体失去了能量（气血）的供给，全身组织、肌肉失去营养而不断萎缩。这也是糖尿病肌少症的由来。

现在我们知道了，消渴病的病机关键是"脾胃郁热 + 气阴两虚"。一方面消渴病在损伤脾胃的同时，也会内生湿浊，导致疾病缠绵难愈；另一方面，内生的郁热进入血分，煎灼血脉，也会导致瘀血的产生，这也是糖尿病的病人容易产生血管病变乃至糖尿病足的原因。当然了，虽然疾病的产生在于脾胃，但是消渴病的症状也会随着病理产物的转移，可能出现于身体各处。前期，消渴病的病位可能在气分，后期郁热转移血分以后，治疗方式也要相应地改变。

现在，我们可以得出治疗糖尿病的公式：

针对相应病位去疾病之标（清热 + 祛除湿浊、瘀血等病理产物）+ 治疾病之本（益气养阴）→治疗糖尿病

我们回头来看刘先生的病案。由于刘先生以血糖升高为主诉就诊，我们就可以使用上述公式来进行治疗。刘先生有口干症状，口干和口渴类似，也是体内阴液亏虚的表现。刘先生还有失眠、出汗的症状，这都代表体内有郁热。热邪扰动心神，导致心神不宁，人就会多醒。热邪鼓动汗液外出，人体就会多汗。刘先生还有头晕的症状，这说明脾胃功能低下，气血不足，不能濡养大脑，因此总是频繁头晕。为什么会腹泻呢？因为刘先生脾胃功能不足，湿浊内生，阻碍肠道重吸收粪质内的水分，因此导致腹泻。

我们再来看刘先生舌脉的表现。刘先生舌色红，无舌苔。舌红是体内有热邪的症状。舌苔由胃气蒸腾阴液，上泛舌面而成，没有舌苔则证明刘先生体内阴液亏虚。刘先生的脉象是细数脉，数脉是体内有热的表现，热邪鼓动气血，血液在脉道内奔涌，就会导致脉搏变快。但是一般来说，热邪鼓动所致的数脉，随着血液冲击脉道，会导致脉道变粗，但是刘先生的脉体较细，这说明他体内的热象是阴虚所致，因此这个数脉是反常的数脉。其实刘先生是血虚

的，虽然血液的流速被加快了，但是没有足够的血液冲击脉道，因此脉体仍细。

现在，只要针对刘先生的病机进行针对性治疗即可。我们再来回顾一下前述治疗糖尿病的公式：

针对相应病位去疾病之标（清热 + 祛除湿浊、瘀血等病理产物）+ 治疾病之本（益气养阴）→治疗糖尿病

刘先生的病位在何处？其实上、中、下都有：上焦的心神被扰导致失眠，中焦脾胃郁热是疾病的起因，下焦肾阴虚则是全身阴虚的根本。刘先生疾病之标包括郁热和湿浊，疾病之本则包括气阴两虚。

现在，我们针对刘先生的病机选药。上焦热扰心神，中焦脾胃郁热，我们选择黄连。黄连苦寒，同时入心、胃二经，可以清重中上焦的热邪。下焦阴虚，则选用六味地黄丸的三味主药：熟地、山药和山萸肉。这三味药可以补益脾、肝、肾，主要起到滋润中下二焦之阴的作用。同时，我还在方中加入了麦冬、五味子和天花粉，加强方子清热养阴的效果。

刘先生由于脾胃功能较差，运化之力不足，湿浊就会在体内堆积，因此治疗需要兼顾湿浊。我在方中加入党参、黄芪、白术、防风，起到健脾祛湿的作用，最后再加入龙骨、牡蛎，重镇安神，可

以帮助刘先生改善睡眠问题。

18 日后，刘先生复诊，口述早晨空腹血糖 8.5mmol/L，血压 118/78mmHg。除了血糖和血压下降以外，刘先生的睡眠质量也变好了，口干明显减轻，头晕和自汗减少了，且无腹泻。刘先生的家属看到血糖下降，觉得非常高兴。我告诉刘先生，糖尿病的治疗需要较长时间，要求他继续服用此方，刘先生表示答应。

通过刘先生的复诊，我们发现，中医药对于糖尿病的治疗是有明显效果的，血糖的降低即可以证明这一点。在日常的保健中，我们也可以使用上述公式，来针对性地进行一些食补、茶疗和药补。

如果糖尿病患者平时比较劳累，头晕、腹泻等症状较多，那么可以针对气虚湿浊使用以党参、黄芪、白术、陈皮为主的茶疗方或食疗方。

如果糖尿病患者平时口干、干咳、痰少等症状较多，那么可以针对中上焦的气阴亏虚，使用以麦冬、五味子、芦根、山药为主的茶疗方或食疗方。

如果糖尿病患者平时腰膝酸软、阳痿早泄等症状较多，那么可以针对下焦阴虚，使用如六味地黄丸之类的中成药，但同时也要注意固护脾胃功能，防止消化不良。

各位读者，运用中医药的智慧，对糖尿病进行保健治疗，你们学会了吗？